养老护理员培训教材

（三级/高级工技能）

民政部社会福利中心　组织编写

中国社会出版社
国家一级出版社·全国百佳图书出版单位

图书在版编目（CIP）数据

养老护理员培训教材：三级/高级工技能/民政部社会福利中心组织编写. -- 北京：中国社会出版社，2023.10
ISBN 978-7-5087-6927-1

Ⅰ.①养… Ⅱ.①民… Ⅲ.①老年人—护理学—职业培训—教材 Ⅳ.①R473.59

中国国家版本馆CIP数据核字（2023）第161135号

出 版 人：程 会　　终 审 人：李 浩
策划编辑：孙武斌　　责任编辑：朱永玲 杨春岩
封面设计：时 捷　　责任校对：孙武斌

出版发行：中国社会出版社　　地 址：北京市西城区二龙路甲33号
邮政编码：100032　　编 辑 部：(010)58124829
网 址：shcbs.mca.gov.cn　　发 行 部：(010)58124841
经 销：新华书店

印刷装订：中国电影出版社印刷厂　　开 本：185 mm×260 mm 1/16
印 张：11　　字 数：192千字
版 次：2023年10月第1版　　印 次：2023年10月第1次印刷
定 价：45.00元

中国社会出版社微信公众号　　中国社会出版社天猫旗舰店

前言

随着我国人口老龄化程度的持续加深，加快推进养老服务行业人才培养，已经成为刻不容缓的重要任务。党中央、国务院高度重视养老服务人才队伍建设，先后出台多个文件以加快培育养老护理人才。2019年，国务院办公厅印发《关于推进养老服务发展的意见》，提出建立完善养老护理员职业技能等级认定和教育培训制度；2020年，人力资源社会保障部、民政部、财政部、商务部、全国妇联联合印发《关于实施康养职业技能培训计划的通知》，明确要求2020年至2022年，培养培训各类康养服务人员500万人次以上，其中养老护理员200万人次以上。2021年，国务院印发《"十四五"国家老龄事业发展和养老服务体系规划》，提出要加强人才队伍建设、完善人才激励政策、拓宽人才培养途径、扩大养老服务技术技能人才培训。2019年，人力资源社会保障部办公厅、民政部办公厅联合发布《养老护理员国家职业技能标准（2019年版）》（以下简称《标准》），新《标准》适应养老服务行业发展的新特点、新要求，更加符合新时代养老服务行业发展的需要，对扩大养老护理员队伍、提升养老护理员技能水平起到了重要的技术支撑作用。2021年《国家基本职业培训包（指南包 课程包）——养老护理员》（以下简称《培训包》）正式出版。

养老护理员队伍的培训与壮大，离不开专业性、系统性、科学性的培养。实施养老护理员职业技能提升行动，加强养老服务人才技能培训，培训教材将起到十分关键的作用。在此背景下，受民政部养老服务司委托，民政部社会福利中心组织《标准》《培训包》核心参编人员及相关领域专家开发编写了本套教材。本教材是基于《培训包》发布后的首套教材，实用性强、特色鲜明，内容更贴合养老服务一线实际需要。

一、加强整体研究规划，科学合理编制教材

本套教材依据《标准》和《培训包》，由服务领域资深专家、一线养老实务工作者和专业技术人员、职业院校教师等参与编写，精准理解和把握《标准》《培训包》内容，贴合养老服务一线实际需要。编写人员充分调研养老行业当前及未来需求，合理设计教材大纲内容，优化教材编写规范，完善教材编写程序，力求使教材科学、规范、先进、实用。

二、基于岗位核心能力和工作任务开发教材

本套教材以岗位技能为主线，以岗位能力要求为标准，基于岗位核心能力和工作任务开发。教材兼顾了专业知识与技能的衔接，体现了科学性、系统性、针对性、实用性、规范化的原则。

三、图文并茂、通俗易懂，易于学习者掌握

考虑到养老护理员队伍的整体教育程度，本教材使用了大量图片帮助读者理解内容，看图识义，确保无论是何种教育程度出身的养老护理员，均可自行或在他人协助下读懂并领悟其中的知识和技能要点，快速掌握实操技能。

四、充分融入新知识、新技术和新工艺

本套教材结合实际需求不断创新、健全，是一套充分激发相关行业专家的潜能，开发能灵活组合应用、易于迭代更新、确保技术领先的培训教材。

首批养老护理员培训教材包括《养老护理员培训教材（基础知识）》《养老护理员培训教材（五级/初级工技能）》《养老护理员培训教材（四级/中级工技能）》《养老护理员培训教材（三级/高级工技能）》四本，内容涵盖各级别养老护理员必须掌握的知识和技能。教材系统、简明、实用，方便读者学习使用。既可用于养老护理员职业技能等级培训、认定，也可作为养老服务一线从业人员、家庭养老照护人员及相关专业在校学生的学习资料。

本套教材的编写，得到了民政部养老服务司的大力支持和指导，还得到了江苏省民政厅、南京市民政局、北京大学护理学院、天津中医药大学、江苏经贸职业技术学院、南京医科大学、南京城市职业学院、北京市第一社会福利院、北京首开寸草关爱咨询有限公司、北京爱侬养老服务股份有限公司、天津市养老院、鹤童公益养老集团、南京市养老服务质量指导中心、南京市建邺区社会福利院、南京市点将台社会福利院、南京市社会福利服务协会、华邦美好家园养老集团有限公司、徐州开放大学、上海城建职业学院、安徽城市管理职业学院、浙江东方职业技术学院等单位、机构和社会组织的专家学者、教师以及实务工作者的大力支持与帮助，在此一并表示感谢。

因编者能力水平有限，编写时间紧，教材还存在不足之处，恳请广大读者批评指正。

目录

第一部分　理论知识

第二部分 操作技能

第一部分　理论知识

第一章　基础照护

第一节　用药照护

学习要点

1. 老年人常用药物的不良反应及常见风险防范措施。

2. 老年人多重用药的风险。

一、给老年人喂口服药

（一）老年人的生理特点及用药原则

1. 老年人的生理特点

随着年龄的增长，老年人生理功能发生退行性改变，出现器官功能减退，影响药物在体内的吸收、代谢、排泄，容易发生不良反应。

2. 老年人的用药原则

（1）受益原则

老年人使用药物需充分评估用药的风险与受益：当受益/风险比值>1 时，才可用药；若有适应证而用药的受益/风险比值<1 时，不应给予药物治疗。不合理用药的不良反应率高，甚至可导致死亡。因此，观察药物疗效和不良反应是合理用药的重要环节之一。

（2）简单原则

老年人慢性病患病率高，常多病共存，需要多种药物治疗。复杂用药方案影响老年人服药依从性，增加漏服、误服可能性。同时使用多种药物可能导致药物相互作用，发生不良反应。因此，老年人同时用药不宜超过 5 种。

（3）小剂量原则

老年人对大部分药物的敏感性强、耐受性低，用药后的安全范围有所缩小。因此，老年人用药不能完全按照药物说明书和各种关于成年人的疾病指南提供剂量使用。

老年人用药宜采用小剂量原则，即从小量开始，密切观察后再逐渐增量，达到临床获益所需的最小剂量，以获得最大的疗效和最小的不良反应。

（4）择时原则

择时原则是根据药效学、药代动力学、疾病的昼夜节律变化来选择最适合的用药时间，以达到提高疗效、减少毒副作用的目的。例如，早餐后服用阿司匹林，血药浓度高、半衰期长、疗效好，故宜在早餐后用药。因此，协助老年人用药须遵循医嘱。

（5）暂停用药原则

在老年人用药期间，应密切观察有无任何新的症状。如有新的症状，则需要判断是药物不良反应导致的还是病情有所发展，若是药物不良反应则需停药，若是病情进展则需考虑换药或者加药。老年人服药后出现的新症状若与服药相关，可在密切观察下停药一段时间，也即暂停用药。若暂停用药后症状好转或消失，则可以确定是药物不良反应。

（二）口服用药后的观察

老年人口服用药后，养老护理员需要观察药物疗效、不良反应。对同时服用多种药物的老年人，养老护理员须观察多重用药反应。

1. 药物疗效

养老护理员通过观察老年人症状是否缓解、疾病相关指标（血压、血糖等）测量数值变化、实验室检查结果等，判断药物是否有效。

2. 老年人常用药物的不良反应

（1）降压药

硝苯地平可引起的不良反应有面部潮红、心慌、头痛等；硝酸甘油可引起头晕、头胀、心率增速，可能诱发或加重青光眼。

（2）解热镇痛药

阿司匹林、对乙酰氨基酚等，对于发热尤其高热老年人可导致大汗淋漓、血压及体温降低、四肢发冷、极度虚弱甚至发生虚脱，久用可致肾脏损害；长期使用阿司匹林、吲哚美辛类药物可导致胃出血及出现黑便。

（3）消化系统药

解痉药阿托品可诱发或加重青光眼；胃动力药西沙必利有增加中枢神经系统抑制的作用。

（4）降糖药

降糖类药物如胰岛素、格列齐特，因老年人肾功能减退，服用后易发生低血糖。

（5）抗过敏药

老年人应用抗过敏药苯海拉明，易发生长时间痴呆或头晕等反应。

（6）镇静催眠药

镇静、催眠药如地西泮，易引起中枢神经抑制、嗜睡、四肢无力、意识模糊；长期应用苯二氮卓类药物可引起老年人抑郁症；氯丙嗪、巴比妥类、三环类抗抑郁药易引起体温降低；具有中枢兴奋作用的药物如氨茶碱、β受体激动剂、苯丙胺样物质易导致精神错乱；安坦和抗抑郁药丙咪嗪，可抑制患有前列腺增生的老年患者的尿道括约肌，从而导致尿潴留。

（三）老年人多重用药风险

1. 多重用药的概念

多重用药是指同时服用了5种以上药物的情况。老年人由于各系统器官生理功能下降、代谢缓慢，药物易在体内蓄积，多重用药增加了药物之间的相互作用和不良反应发生率。

2. 老年人多重用药易产生的风险

- 药物过量的风险。养老护理员必须注意观察老年人反应，发现问题及时报告，以便医生调整药量。
- 胃肠道不良反应。
- 跌倒风险的增加。
- 出现精神症状的风险增加。

（四）老年人常用药物不良反应的风险防范措施

- 依据用药原则给药。
- 用药前须双人核对医嘱单、给药单。
- 养老护理员在给药前须熟悉药物作用及使用方法，注意老年人不良反应。
- 用药过程须勤观察，发现异常及时报告。

二、为老年人使用滴眼、耳、鼻外用药

（一）滴眼剂/眼药膏的使用方法

滴眼剂/眼药膏用来消炎、镇痛、抗感染、抗过敏、降低眼压、缓解眼睛疲劳及

干燥等。

1. 体位要求

对于意识清楚、生活能自理的老年人可采用坐位给药。卧位适用于所有需要使用滴眼剂/眼药膏的老年人。

2. 给药方法

（1）滴眼剂的使用方法

取滴眼剂，弃去第一滴于污物杯中，用手指或棉签分开上下眼睑，暴露下结膜囊；瓶口悬空，避免接触到睫毛，防止污染，将滴眼剂滴入结膜囊内 1~2 滴；嘱咐老年人闭眼 5 分钟；用棉签拭去外溢滴眼剂。

（2）眼药膏的使用方法

取眼药膏，用无菌棉签抹去管口眼药膏后，置于污物杯中；用手指或棉签分开上下眼睑，暴露下结膜囊；将眼药膏挤入结膜囊内后用无菌棉签涂抹均匀；嘱咐老年人闭眼 5 分钟；用棉签拭去外溢眼药膏。

（二）滴耳剂的使用方法

滴耳剂是治疗外耳道疾病或化脓性中耳炎所用的局部治疗药物制剂。主要对耳道起清洁、消炎、收敛等作用。

1. 体位要求

老年人取坐位或卧位，头偏向一侧，患耳向上。

2. 给药方法

将耳郭拉向后上方，使外耳道变直；持滴耳剂沿耳道后壁滴 2~4 滴入耳内；保持患耳向上 5~10 分钟，并同时反复按压耳屏，让药液进入耳道深部；拭去外溢药液。

（三）滴鼻剂的使用方法

滴鼻剂用于治疗慢性鼻炎等鼻部疾病。将药液滴入鼻腔内，经鼻黏膜吸收而发挥局部和全身作用，有保持鼻腔引流通畅、润滑鼻腔防止干燥结痂，以及润滑鼻腔内纱条以利抽取等作用。

1. 体位要求

老年人取仰卧位于床上，肩下垫枕，头尽量后仰或悬于床沿，使头部与身体成直角，鼻孔朝上。

2. 给药方法

嘱老年人先吸一口气，屏住呼吸。持药瓶距离鼻孔 2 厘米处，沿鼻孔前壁滴入

2~3 滴药水。用棉球轻按鼻翼，使药液进入鼻腔内。拭去外溢药液，保持头向后仰 3~5 分钟。

（四）使用滴眼、耳、鼻等外用药的原则

- 严格执行核对制度。
- 滴药前必须洗净双手，防止交叉感染。
- 先滴健侧，再滴患侧。
- 操作时动作轻柔。
- 眼药膏一般在晚上睡前使用，白天宜使用滴眼剂。
- 外用药开封后有效期 1 个月。
- 药液瓶口应悬空，不能触及皮肤。
- 如滴鼻剂误入口腔，应嘱老年人吐出。

第二节 风险应对

学习要点

1. 老年人跌倒、压疮、走失、噎食、误吸、烫伤、冻伤、中毒、中暑的风险评估、预防措施及应对处理。

2. 老年人急性创伤、肌肉骨骼关节损伤等的应急处置方法。

3. 安全转运流程。

一、老年人风险的评估、预防措施与应对处理

（一）跌倒的风险评估、预防措施与应对处理

跌倒的风险因素分为内在因素和外在因素。养老机构配有无障碍设施，相较于社区和家庭环境，外在因素影响程度不同；三种养老模式提供的服务形式、服务内容具有特异性，需要采用不同量表进行评估。

1. 跌倒的风险评估

（1）跌倒风险评估量表（Morse Fall Scale，MFS）

使用跌倒风险评估量表（表 1-1-1）评估入住养老机构老年人的跌倒风险。

表 1-1-1　跌倒风险评估量表（MFS）

项目	评分标准		MFS 分值
近 3 个月有无跌倒	无：0	有：25	
多于一个疾病诊断	无：0	有：25	
步行需要帮助	没有需要/卧床休息/ 坐轮椅/护士帮助：0		
	拐杖、助步器、手杖：15		
	依扶家具行走：30		
静脉输液或使用肝素锁	无：0	有：20	
步态/移动	正常/卧床休息/轮椅：0		
	虚弱：10	功能障碍/残疾：20	
精神状态	量力而行：0		
	高估自己能力/忘记自己受限制：15		
总得分			
结果评定： 跌倒低危人群：<25 分；跌倒中危人群：25~45 分；跌倒高危人群：>45 分。			

（2）居家跌倒风险筛查量表（Home Falls and Accidents Screening Tool，HOME FAST）

居家跌倒风险筛查量表（表 1-1-2）包含家庭环境因素和老年人躯体功能因素 2 个维度、25 个条目。

表 1-1-2　居家跌倒风险筛查量表

题目	有/是	没有/无
居家环境因素		
1. 通道是否无杂乱物品	1	0
2. 地板状况是否良好	1	0
3. 地板是否防滑	1	0
4. 地板上是否有固定的防滑垫	1	0
5. 灯的亮度是否能够让您看清东西	1	0
6. 在床上开关灯是否方便	1	0
7. 晚上外边的路灯、楼道的灯照明是否良好	1	0

续表

题目	有/是	没有/无
8. 浴室和浴池旁是否有扶手	1	0
9. 在浴池和浴室是否有固定的防滑垫	1	0
10. 厕所是否接近浴室	1	0
11. 室内的楼梯旁是否都有可用的扶手	1	0
12. 室外的楼梯旁是否都有可用的扶手	1	0
13. 楼梯的边缘是否清晰	1	0
14. 房屋周围的路况是否良好	1	0
躯体功能因素		
15. 上下床是否方便、安全	1	0
16. 能否从躺椅上方便安全地站起来	1	0
17. 进出厕所是否方便安全	1	0
18. 进出浴池是否方便安全	1	0
19. 进出淋浴通道是否方便安全	1	0
20. 在不失衡的状态下，能否轻松拿到常用物品	1	0
21. 能否方便安全地将饭菜从厨房拿到餐桌上	1	0
22. 能否方便安全地上下室内外的楼梯	1	0
23. 能否方便安全地通过入口处的门	1	0
24. 是否穿舒适、防滑的鞋	1	0
25. 在没有跌倒风险时，能否照看宠物	1	0
说明： 各条目分值 0~1 分，总分范围 0~25 分，得分越低表示居家跌倒风险越大。		

2. 跌倒的预防措施

（1）跌倒评估零风险的预防措施

①老年人日常应穿舒适衣裤及鞋子。

②老年人日常活动区域光线充足，道路和过道通畅、不堆放杂物，地面防滑、无积水，浴室放置防滑垫，卫生间安装扶手。老年人常用物品请家人或养老护理员摆放到其易取到的地方。

③鼓励老年人进行肌力训练、平衡能力训练、打太极拳等，改善身体功能，预

防跌倒。

（2）跌倒评估低风险的预防措施

在跌倒评估零风险的预防措施基础上：

①告知老年人和家属，老年人有跌倒风险，并进行防跌倒安全教育。

②老年人洗澡、外出时需有人陪伴。

③老年人睡前勿大量饮水，入睡前将床头灯、呼叫器放于易取到的地方。

④养老护理员根据老年人患病情况，指导其活动，避免因不恰当的活动引起跌倒，并配合康复治疗师协助老年人进行康复训练。

（3）跌倒评估高风险的预防措施

在跌倒评估低风险的预防措施基础上：

①告知老年人和家属，老年人有跌倒高风险，并进行防跌倒安全教育。

②悬挂跌倒警示标识或为老年人佩戴防跌倒颜色手环，日常监督老年人活动，夜间加强巡视。

③指导老年人正确穿戴弹力足踝矫形器、髋关节保护器等器具。必要时限制老年人活动，使用约束带。

3. 跌倒的应对处理

（1）检查意识、立即汇报

呼喊老人，观察老人有无反应；请周围人员通知医务人员或业务主管。为老年人测量生命体征，给予保暖措施。

①对呼喊无反应的老年人，立即拨打 120 急救电话。

②对意识清醒的老年人，给予心理安慰。询问老年人是否记得跌倒过程，若不能记起，立刻拨打 120 急救电话或直接送医院治疗。

（2）识别跌倒损伤并处理

跌倒损伤主要包括：软组织损伤、关节脱位、骨折和颅脑损伤等。跌倒方式决定损伤的类型。向前或向后跌倒时手伸展着地通常导致腕骨骨折，一侧跌倒通常导致髋骨骨折。在 65~75 岁的老年人中，腕骨骨折比髋骨骨折更为常见，而 75 岁以上老年人主要以髋骨骨折为主。

①查看有无肢体疼痛、畸形、关节异常、肢体位置异常；询问有无腰背部疼痛、双腿活动或感觉异常及大小便失禁等腰椎损伤情况。若有上述情况之一，立即拨打 120 急救电话。

②若无上述情况，如老年人试图自行站起，可协助老年人缓慢起立，坐、卧休

息并观察。

③协助医护人员处理外伤，在医务人员指导下协助搬运老年人。

4. 不良事件分析

不良事件包括：发生跌倒，造成老年人机体和功能损害；发生跌倒，未造成老年人损害；有跌倒隐患，及时发现问题，改进后未发生跌倒。进行不良事件分析，是保障老年人安全的关键环节之一，分析内容如下：

（1）回顾老年人跌倒的情况

跌倒时间、跌倒时周围环境、跌倒时养老护理员工作情况、老年人身体情况等。

（2）分析跌倒的原因

①不安全行为前提：养老护理员安全意识不强或工作态度不认真、老年人依从性差、适老化设施不完善等。

②不安全行为：跌倒风险评估和预防措施不到位、老年人跌倒时无人陪护等。

（二）压疮的风险评估、预防措施与应对处理

1. 压疮的风险评估

使用 Braden 压疮评估量表（表 1-1-3）评估老年人的压疮风险。

表 1-1-3　Braden 压疮评估量表

评估内容	评估计分标准				评分
	1 分	2 分	3 分	4 分	
感觉	完全受限	非常受限	轻度受限	未受损害	
潮湿度	持续潮湿	非常潮湿	偶尔潮湿	很少潮湿	
活动度	卧床不起	局限于椅	偶尔步行	经常步行	
移动能力	完全不能	严重受限	轻度受限	未受限	
营养摄入	非常差	可能不足	适当	良好	
摩擦力和剪切力	有问题	有潜在问题	无明显问题		
结果评定： 15~18 分为低度风险；13~14 分为中度风险；10~12 分为高度风险；≤9 分为极高危风险。					

2. 压疮的预防措施

（1）压疮评估低度风险的预防措施

①老年人穿棉质衣物，衣物、被褥保持干爽、平整。

②日常使用乳液涂擦皮肤，保持皮肤柔润。

③鼓励老年人下床活动，促进血液循环；若老年人坐轮椅，每 30 分钟抬臀一次。

（2）压疮评估中度风险的预防措施

在压疮评估低度风险预防措施基础上：

①检查：每日检查老年人骨隆突处皮肤颜色变化和完整性。有留置尿管或使用尿不湿的老年人，每日检查其会阴部位皮肤状况。

②活动：鼓励老年人在床上活动或下床活动；指导老年人体位变换方法，减少摩擦；卧床老年人至少每 2 小时翻身或变换体位一次；老年人坐位休息时间不超过 1 小时。

③使用防压工具：使用体位垫保护骨隆突处。

（3）压疮评估高度风险的预防措施

在压疮评估中度风险预防措施基础上，悬挂压疮警示标识，为老年人进行被动活动；利用辅助工具协助老年人翻身，减少摩擦；若老年人有腹泻，养老护理员应立即向医生汇报并配合治疗原发病，每 2 小时检查皮肤和尿布状况，用清水清洗皮肤，涂擦皮肤保护剂，及时更换尿不湿。

（4）压疮评估极高危风险的预防措施

在压疮评估高度风险预防措施基础上，配合营养师、康复师，为老年人提供餐食和被动运动；使用交替式充气床垫。

3. 压疮的应对处理

老年人发生压力性损伤（压疮）后，养老护理员根据分期结果协助医护人员进行压疮的观察和疮口处理，并持续进行压疮预防照护，防止压疮进一步发展及新的压疮发生。

4. 不良事件分析

（1）回顾压力性损伤（压疮）发生的情况

发生部位、发生时间（入住几天发生、夜间发生等）、压疮分期、压疮风险评估结果、压疮预防措施等。

（2）分析原因

①不安全行为前提：未进行压疮风险评估或未进行动态评估、养老护理员未执行压疮预防措施、老年人依从性差、老年人和家属缺乏相关知识等。

②不安全行为：压疮风险评估或预防措施不到位。

（三）走失的风险评估、预防措施与应对处理

1. 走失的风险评估

- 询问老年人病情、出走史；观察老年人精神状态（是否有幻觉或妄想、抑郁

或焦虑情绪等）、作息规律，是否有出走的表现（是否精神亢奋、想要离开）。

- 评估老年人认知水平。

2. 走失的预防措施

- 告知家属老年人有走失风险，加强夜间巡视。
- 向医生汇报，积极治疗原发病。
- 对于有认知障碍的老年人，配合康复师进行认知训练。

3. 走失的应对措施

- 在发现老年人走失后，立即启动走失应急预案。
- 通知家属。
- 正确执行相关制度，配合寻找老年人。

4. 不良事件分析

（1）回顾走失发生的情况

发生时间、发生前老年人精神状态、走失风险评估结果、走失预防措施等。

（2）分析原因

①不安全行为前提：未进行走失风险评估、养老护理员未执行走失预防措施、老年人和家属缺乏走失预防相关知识、养老机构无相关安全管理制度、缺乏安全设施等。

②不安全行为：走失风险评估或预防措施不到位、安全管理制度未落实、安全设施损坏等。

（四）噎食的风险评估、预防措施与应对处理

1. 噎食的风险评估

采用住院精神疾病患者噎食风险评估量表（表 1-1-4）评估老年人噎食风险。评估结果结合老年人的病情、进食情况、情绪等进行综合判断。

表 1-1-4 住院精神疾病患者噎食风险评估量表

项目	导致噎食的危险因素	评分（分）
既往史	既往曾发生过噎食现象	2
药物副反应	药物致锥体外系反应	3
	唾液分泌减少、口干	1

续表

项目	导致噎食的危险因素	评分（分）
脑器质性疾病	中、重度痴呆者	1
	脑血管意外后遗症者	1
	有癫痫发作史者	1
精神症状	极度兴奋、抢食者	3
	饥饿感增加、暴饮暴食者	3
	进食速度过快未充分咀嚼者	3
生理因素	老年人牙齿脱落影响咀嚼功能者	1
	老年人咳嗽、吞咽反射减退者	3
总分		
判断标准：1~6分，危险度Ⅰ级；7~14分，危险度Ⅱ级；≥15分，危险度Ⅲ级。		

2. 噎食的预防措施

（1）噎食危险度Ⅰ级预防措施

①养老护理员告知老年人和家属，老年人有噎食可能，请老年人有吞咽困难和呛咳时立即自救或求助。

②老年人进食需要监督。

③健康教育：日常为老年人提供软质饮食，避免为老年人提供干硬、黏性、带骨食品，进食前先饮水；为老年人提供安静的进餐环境；指导老年人噎食自救方法，指导家属噎食急救方法。

（2）噎食危险度Ⅱ级预防措施

在噎食危险度Ⅰ级预防措施的基础上：

①悬挂噎食警示标识。

②在养老机构内，集中管理食物，由专人发放；对于居家老年人，请家属保管好容易引起噎食的食物。

③养老护理员陪伴老年人进食，观察老年人有无大口仓促进食的表现，提醒老年人缓慢进食。

（3）噎食危险度Ⅲ级预防措施

在噎食危险度Ⅱ级预防措施的基础上：

①根据老年人咀嚼和吞咽情况，处理食物。

②对于有抢食行为的老年人，给予单独进餐；必要时喂食，喂食时，养老护理员控制喂食速度和一口量。

③发现老年人有锥体外系反应或原有不良反应加重，如呛咳、发音不清、口水外溢等症状，及时向医生反映。

3. 噎食的应对处理

（1）噎食判断

老年人在进餐过程中发生呛咳、不能发音、呼吸急促、面唇青紫、失去知觉，甚至二便失禁等表现，即可判断为噎食。

（2）立即抢救

清除口腔内食物或异物，立即采取海姆立克手法进行急救，同时请求支援；注意观察堵塞物有无吐出；老年人好转后，给予安慰，协助休息。若海姆立克急救法无效，立刻进行心肺复苏，并拨打120急救电话。

4. 不良事件分析

（1）回顾噎食发生的情况

发生时间、噎食发生前老年人吞咽情况和体位、食物性状、进食环境、噎食风险评估结果、噎食预防措施等。

（2）分析原因

①不安全行为前提：未进行噎食风险评估、养老护理员未执行噎食预防措施、老年人和家属缺乏预防噎食相关知识、养老机构无相关安全管理制度等。

②不安全行为：噎食风险评估或预防措施不到位、安全管理制度未落实等。

（五）误吸的风险评估、预防措施与应对处理

1. 误吸的风险评估

采用进食评估问卷（Eating Assessment Tool-10，EAT-10）（表1-1-5）评估吞咽功能。询问老年人的病情、进食情况、情绪等。

表1-1-5　进食评估问卷

条目	程度				
	0	1	2	3	4
我的吞咽问题已经使我体重减轻					
我的吞咽问题影响到我在外就餐					

续表

条目	程度				
	0	1	2	3	4
吞咽液体费力					
吞咽固体费力					
吞咽药片（丸）费力					
吞咽有疼痛					
我的吞咽问题影响我享用食物的乐趣					
我吞咽时有食物卡在喉咙里的感觉					
我吃东西时会咳嗽					
我吞咽时感到紧张					
总分					
说明： 请老年人回答所经历的上述问题处于什么程度？ 0=没有；1=轻度；2=中度；3=重度；4=严重。 有听、理解及表达障碍的可由主要照顾者回答。					
判断标准：总分<3 分，暂时不存在吞咽风险，可以经口安全进食；总分≥3 分，存在吞咽功能障碍，需进一步评估。					

2. 误吸的预防措施

- 纠正老年人进食时聊天、思考问题、进食后立即平躺等不良习惯。
- 为老年人提供安静、舒适、整洁的就餐环境。
- 指导老年人端坐位进餐或协助卧床老年人取半坐位进餐。
- 对于饮水有呛咳的老年人，提供浓流质食物，例如面条、菜粥、馄饨等；若老年人食用浓流质食物依然有呛咳，可提供黏性半流质和半固体食物，例如鸡蛋羹、酸奶等。
- 对于吞咽费力的老年人，指导其平时做吞咽功能训练，进餐时采用侧方吞咽、低头吞咽等辅助吞咽技巧。
- 对于有体重减轻情况的老年人，需要定期测量体重；评估老年人营养状况，必要时进行喂食。

3. 误吸的应对处理

- 采取海姆立克急救法，同时通知医务人员。

- 及时清除口腔内痰液、呕吐物。
- 观察老年人生命体征。
- 老年人出现神志不清、呼吸心跳停止，立刻进行心肺复苏，并拨打 120 急救电话。

4. 不良事件分析

（1）回顾误吸发生的情况

发生时间、误吸发生前老年人的体位、食物性状、进食量、进食环境、误吸风险评估结果、误吸预防措施等。

（2）分析原因

①不安全行为前提：未进行误吸风险评估、养老护理员未执行误吸预防措施、老年人和家属缺乏预防误吸相关知识、养老机构无相关安全管理制度等。

②不安全行为：误吸风险评估或预防措施不到位、安全管理制度未落实等。

（六）烫伤的风险评估、预防措施与应对处理

1. 烫伤的风险评估

询问老年人的疾病情况，是否使用镇静安眠、止痛等影响意识或活动的药物，是否接受热疗相关操作、有无烫伤史等；查看周围是否有发热器械或者物品等。

2. 烫伤的预防措施

- 限制老年人热疗时间，避免烫伤。
- 移除环境中危险热源，如热水瓶、烧水壶等。
- 浴室使用控温装置或者恒温水龙头，避免烫伤。

3. 烫伤的应对处理

（1）烫伤等级评估（表 1-1-6）

表 1-1-6　烫伤等级

烫伤等级	受伤深度	伤口外观	疼痛感
一度	表皮	红斑状、干燥、无水疱	疼痛明显
二度	真皮层	红肿，大小不等水疱	疼痛剧烈
三度	全层皮肤	呈灰白色或焦黄甚至黑色	不痛

（2）烫伤的应对措施

①立即脱离热源，通知医务人员。

②查看烫伤部位，判断烫伤等级，询问老年人疼痛情况。

③进行创面处理，见表 1–1–7。

④协助老年人完成自理活动，避免创面感染。

⑤安抚老年人和家属。

表 1–1–7　创面处理

烫伤等级	处理
一度	流水冲洗烫伤创面 30 分钟或用冷水浸泡 30 分钟后，涂抹烫伤膏，用无菌敷料或清洁布类覆盖或包扎
二度	用流水冲洗创面 30 分钟，如有衣物附着，应使用冷水浸泡后用剪刀剪开，再脱下衣物 小水疱：协助医护人员为创面上药，包扎 大水疱：请医护人员消毒水疱后，用针筒抽吸水疱液，上药，包扎
三度	用无菌敷料或清洁布类覆盖后送往医院

4. 不良事件分析

（1）回顾烫伤发生的情况

发生时间、发生时养老护理员是否在老年人身边、烫伤风险评估结果、烫伤时周围环境等。

（2）分析原因

①不安全行为前提：未进行烫伤风险评估、养老护理员未执行烫伤预防措施、老年人和家属缺乏预防烫伤相关知识、养老机构无相关安全管理制度等。

②不安全行为：烫伤风险评估或预防措施不到位、安全管理制度未落实等。

（七）冻伤的风险评估、预防措施与应对处理

1. 冻伤的风险评估

测量环境温度、湿度，查看房间是否漏风；观察老年人着装是否保暖；询问老年人的病情、是否有冻伤史、对冷的感觉；评估老年人肢体活动情况等。查看老年人冷敷温度和时间。

2. 冻伤的预防措施

- 限制老年人冷疗时间，避免冻伤。
- 天气转冷时，及时调节室温，为老年人增衣添被；天气寒冷时，老年人减少

外出。

- 鼓励老年人在合适场所活动，促进血液循环，抵御寒冷。

3. 冻伤的应对处理

（1）局部冻伤程度评估

Ⅰ度冻伤（红斑性冻伤）：伤及表皮层，局部红肿、充血；有热、刺痛、痒的感觉。Ⅱ度冻伤（水疱性冻伤）：伤及真皮，局部明显充血、水肿，12~24 小时内形成水疱。Ⅲ度冻伤（腐蚀性冻伤）：伤及全层皮肤或皮下组织，创面由苍白变为黑褐色，感觉消失，创面周围红、肿、痛并有水疱形成。Ⅳ度冻伤（血栓形成与血管闭塞）：损伤深达肌肉、骨骼，甚至肢体坏死，表面呈死灰色、无水疱。

（2）冻伤的应对措施

①立刻将老年人转移至温暖环境或者调节环境温度和湿度。

②用棉被或衣物为老年人进行保暖，协助老年人喝温水。

③通知医护人员或上级主管领导。

④温水复温：将冻伤部位置于 40~42 摄氏度温水中，面部可用 38~42 摄氏度湿毛巾湿敷；复温至冻伤区恢复感觉，皮肤颜色恢复至深红或紫红色、组织变软，时间 15~30 分钟。

⑤冻伤部位涂抹冻疮膏。

4. 不良事件分析

（1）回顾冻伤发生的情况

发生时间、发生时周围环境情况、冻伤风险评估结果等。

（2）分析原因

①不安全行为前提：未进行冻伤风险评估、养老护理员不了解或未执行冻伤预防措施、老年人和家属缺乏预防冻伤相关知识、养老机构无相关安全管理制度、居室内缺少取暖设施等。

②不安全行为：冻伤风险评估或预防措施不到位、安全管理制度未落实等。

（八）中毒的风险评估、预防措施与应对处理

1. 中毒的风险评估

- 观察老年人的情绪，是否有抑郁、焦虑。
- 观察老年人是否能接触或购买到农药。
- 询问老年人的主要照顾者的照顾时间。

- 询问老年人的病情、用药种类和服药规律。
- 询问老年人和主要照顾者对饮食安全、取暖安全、煤气安全的了解情况。

2. 中毒的预防措施

- 关注老年人情绪变化，鼓励老年人根据个人兴趣参加活动。
- 移除或妥善保管农药、药物、食物等。
- 老年人使用燃气热水器、烧炭取暖，需保证开窗通风。

3. 中毒的应对处理

- 观察周围环境和物品，老年人神志是否清醒，判断中毒类型；及时呼救。
- 皮肤吸收农药，应立刻脱去污染衣物，用肥皂水彻底清洗污染皮肤黏膜，拨打 120 急救电话。
- 口服农药、药物中毒，应立即进行催吐，若老年人昏迷，将老年人头部偏向一侧或采取侧卧位，拨打 120 急救电话。若是酒精中毒，协助老年人多饮水，吃一些苹果、蜂蜜、香蕉等富含维生素 C 和维生素 B 的食物，促进排尿；若是大量饮酒出现不适感，可以进行催吐；若老年人昏睡或昏迷，以及伴发心脑血管疾病，及时送医。
- 吸入一氧化碳中毒，立刻转移老年人到空气清新处，将昏迷的老年人头偏向一侧，避免误吸呕吐物，并拨打 120 急救电话。
- 为老年人测量生命体征，若老年人心跳、呼吸骤停，立刻进行心肺复苏。

4. 不良事件分析

（1）回顾中毒发生的情况

发生时间、发生时周围环境和物品情况、中毒风险评估结果、中毒时养老护理员陪护情况、中毒类型、中毒急救效果等。

（2）分析原因

①不安全行为前提：未进行中毒风险评估、养老护理员不了解或未执行中毒预防措施、老年人和家属缺乏预防中毒相关知识、养老机构无相关安全管理制度等。

②不安全行为：中毒风险评估或预防措施不到位、安全管理制度未落实、老年人使用农药未进行自我防护等。

（九）中暑的风险评估、预防措施与应对处理

1. 中暑的风险评估

- 测量环境温度和湿度，观察居室内通风情况。

- 询问或查看老年人出汗和饮水情况。
- 观察老年人是否疲惫、精神紧张。

2. 中暑的预防措施

- 天气炎热时，调节室温，观察失智老年人着装是否合适。
- 为老年人制订一日饮水计划，保证每日饮水量。
- 高热天气老年人尽量减少外出。

3. 中暑的应对措施

- 立即将老年人转移到通风、阴凉的环境中，或者调节室内温、湿度。
- 协助老年人平卧，解开衣服衣扣和腰带，尽量使老年人皮肤暴露于空气中，有利于散热和呼吸。
- 协助老年人饮水，最好饮淡盐水。
- 为老年人测量生命体征。

4. 不良事件分析

（1）回顾中暑发生的情况

发生时间、发生时周围环境情况、中暑风险评估结果、中暑时养老护理员陪护情况等。

（2）分析原因

①不安全行为前提：未进行中暑风险评估、养老护理员不了解或未执行中暑预防措施、老年人和家属缺乏预防中暑相关知识、养老机构无相关安全管理制度等。

②不安全行为：中暑风险评估或预防措施不到位、安全管理制度未落实等。

二、急性创伤、肌肉骨骼关节损伤等的初步应急处置方法

（一）急性创伤的评估和应急处置方法

1. 急性创伤的评估

- 评估老年人意识，创伤部位肢体活动情况、面积、深度及出血情况（见表1-1-8）。

表 1-1-8　出血分类及表现

出血分类		表现
按出血部位	皮下出血	皮肤青紫，皮肤隆起，成为血肿
	内出血	面色苍白、血压下降、心跳增快等
	外出血	参照“按血管分类出血表现”
按血管	动脉出血	血液呈鲜红色，若是大动脉，血液呈搏动性喷射而出
	静脉出血	血液呈暗红色，血液涌出
	毛细血管渗血	血液呈鲜红色，渗出，出血量小，速度慢

- 为老年人测量生命体征。

2. 急性创伤的应急处置方法

创伤应急处理方法包括止血、包扎、固定、搬运。养老护理员根据老年人急性创伤情况进行止血、包扎，协助医护人员进行固定和搬运。

（1）止血

①指压动脉止血。适用于头部、四肢较大动脉出血。戴医用手套直接按压，或用无菌纱布或干净布类放在出血处再按压止血。用力适中，以伤口不出血为度（如图 1-1-1 至图 1-1-5 所示）。

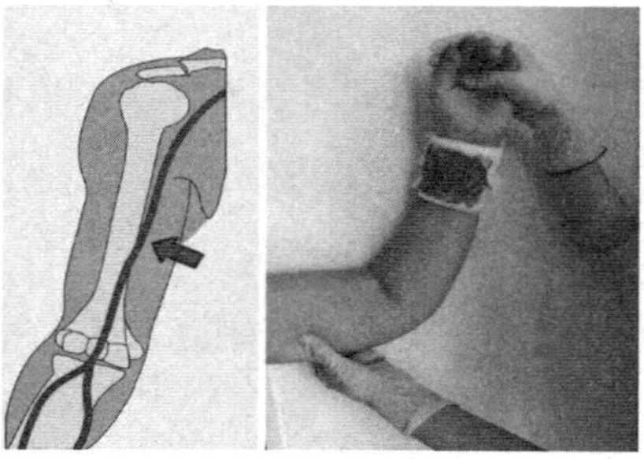

图 1-1-1　肱动脉止血

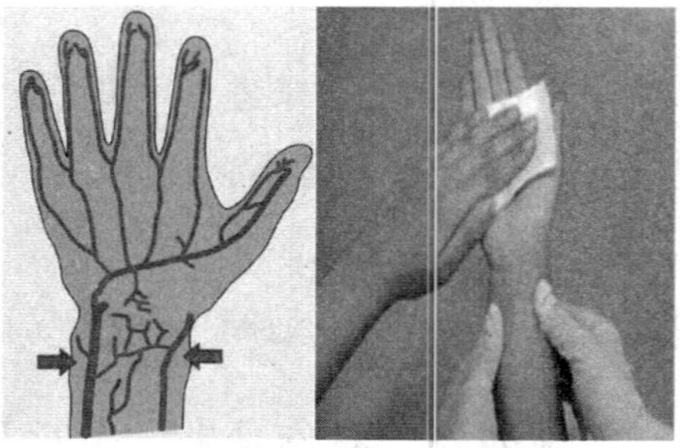

图 1-1-2　尺动脉、桡动脉止血

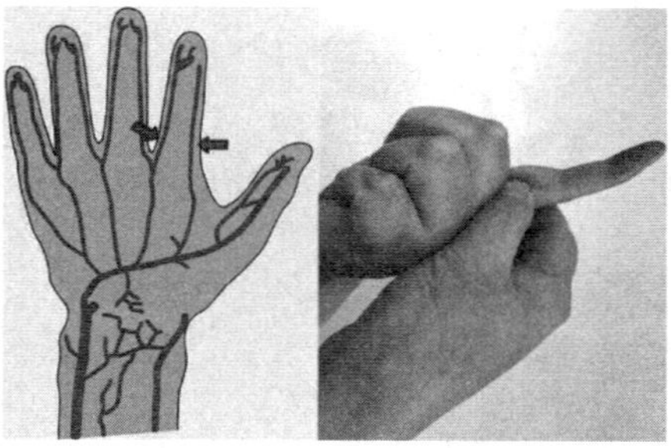

图 1-1-3　指动脉止血

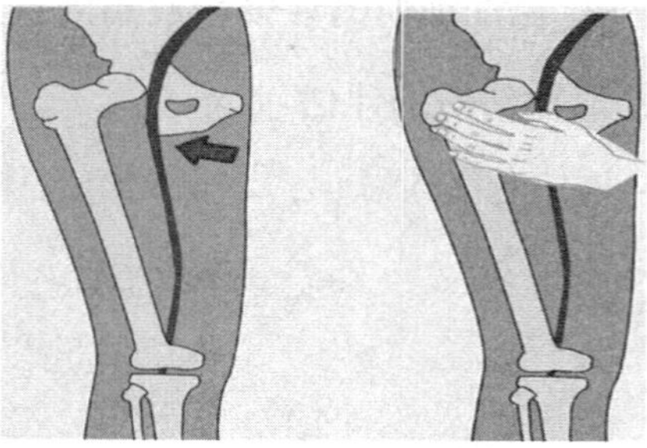

图 1-1-4　股动脉止血

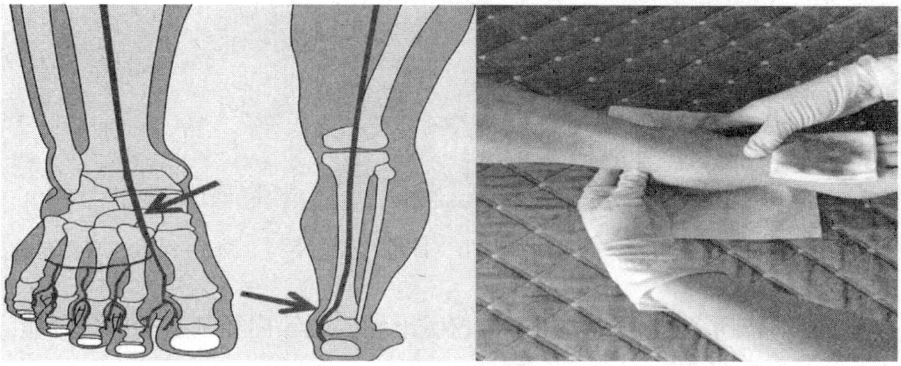

图 1-1-5　足背动脉、胫后动脉止血

②加压包扎止血。适用于静脉出血、毛细血管出血。可用无菌纱布或干净的布类敷于伤口上，再用厚纱布、棉垫置于无菌纱布上，用三角巾或绷带缠绕数圈加压包扎。包扎后，及时检查包扎肢体血运情况，避免出现青紫、肿胀等包扎过紧表现（如图 1-1-6 所示）。

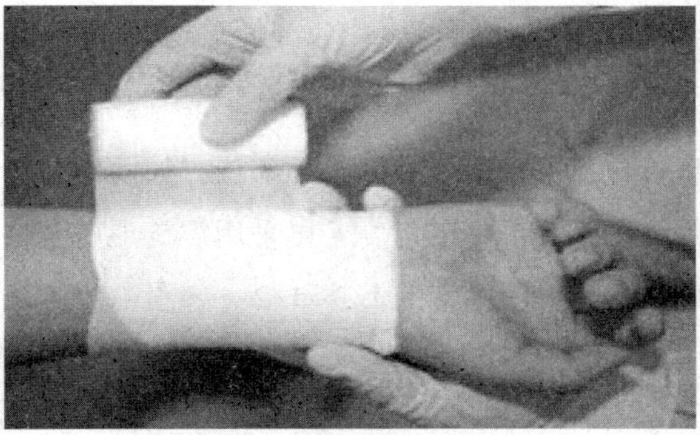

图 1-1-6　加压包扎止血

（2）包扎

包扎方式包括卷轴绷带包扎法和三角巾包扎法，其中，卷轴绷带包扎法包括环形包扎法、螺旋形包扎法、螺旋反折包扎法、“8”字形包扎法等。

①卷轴绷带包扎法。

方法一：环形包扎法。多用于肢体或圆柱形部位，如手、足、腕部、额部、胸、腹等周径相近部位小伤口的包扎。绷带卷向上，用一手握住，一手拇指用绷带头端固定需包扎部位，一手连续环形包扎局部，下一周将上一周绷带完全覆盖。为防止绷带在肢体活动时逐渐松动滑脱，开始包扎时先环形缠绕两圈，并将绷带头端折回一角，在绕第二圈时将其压住（如图 1-1-7 所示）。

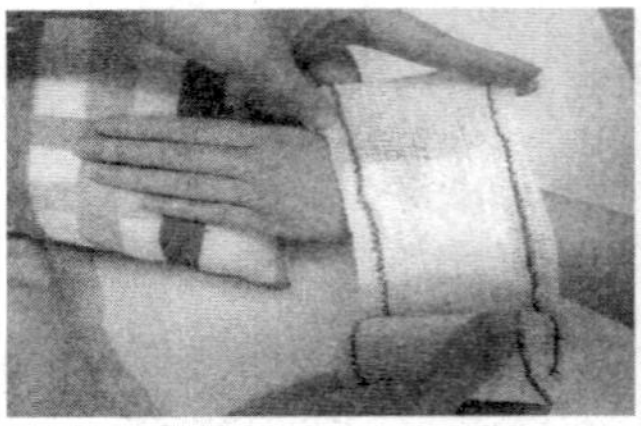

图 1-1-7a　展开绷带

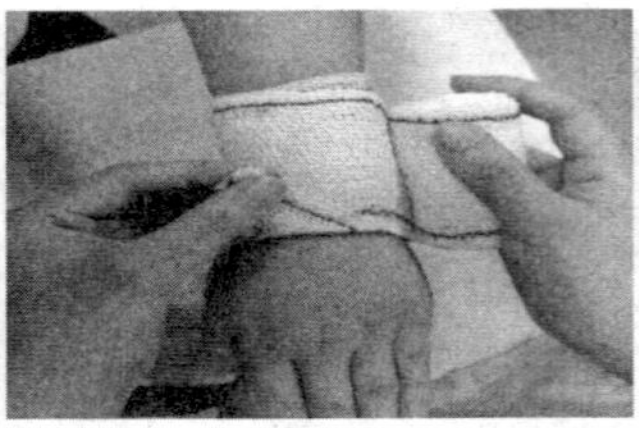

图 1-1-7b　折角

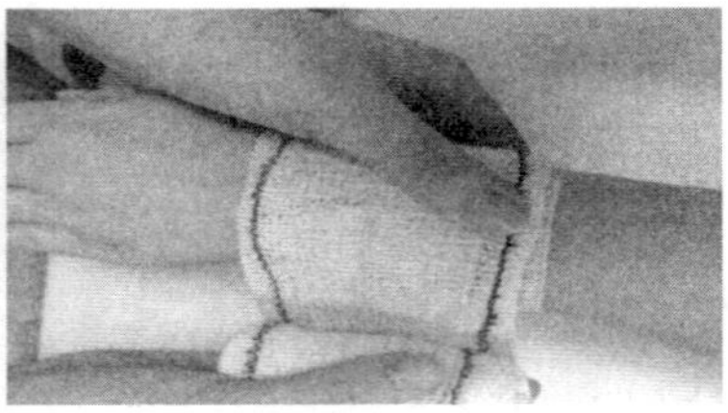

图 1-1-7c　环形包扎

方法二：螺旋形包扎法。适用于包扎躯干和四肢等周径基本相同的部位。包扎时，先按环形法在伤口远心端缠绕数圈，然后每一周压盖前一圈绷带的 1/3～1/2，呈螺旋状，末端用胶布固定（如图 1-1-8 所示）。

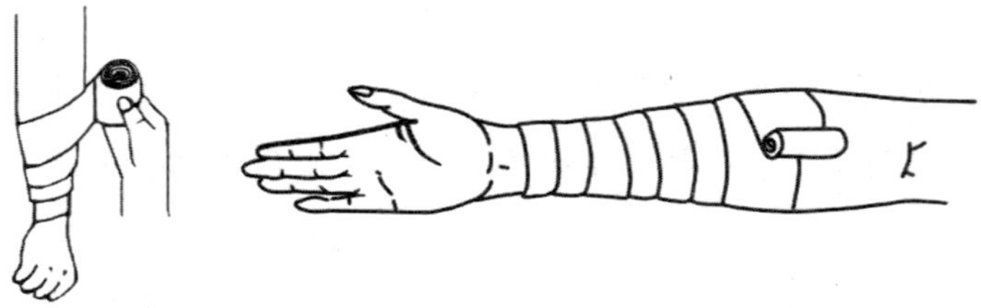

图 1-1-8　螺旋形包扎

方法三：螺旋反折包扎法。用于周径不等部位，如前臂、小腿等处的包扎。包扎时，每一周把绷带先向下反折一定角度，再采用螺旋形包扎法向上缠绕。每次反折点需对齐，每一周压盖前一圈绷带的 1/3～1/2（如图 1-1-9 所示）。

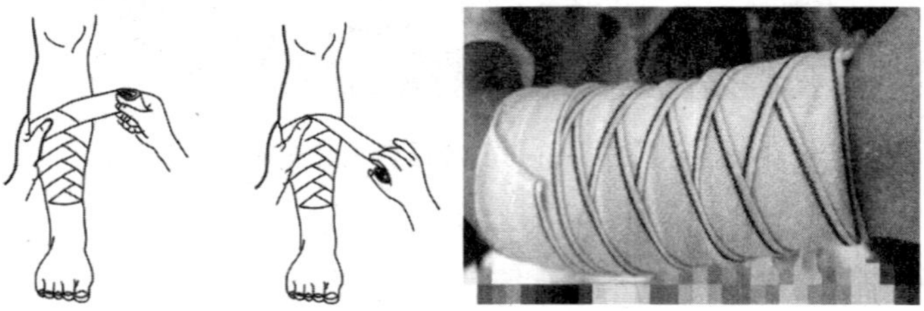

图 1-1-9　螺旋反折包扎

方法四："8"字形包扎法。适用于屈曲的关节，如肘部、膝部、脚踝等。用环形法固定带端，然后用螺旋法从伤口远心端向上包扎，接近关节时，重复做"8"字形缠绕，每一周压盖前一圈绷带的 1/3～1/2（如图 1-1-10 所示）。

②三角巾悬吊手臂。

用于手臂或肘部等骨折后的包扎。将患肢呈屈肘状放在三角巾上，然后将两个底角分别绕过颈左右两侧，在颈后打结即成（如图 1-1-11 所示）。

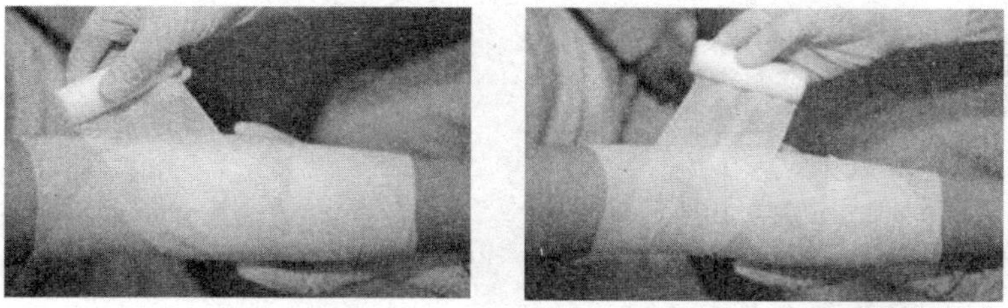

图 1-1-10　“8”字形包扎

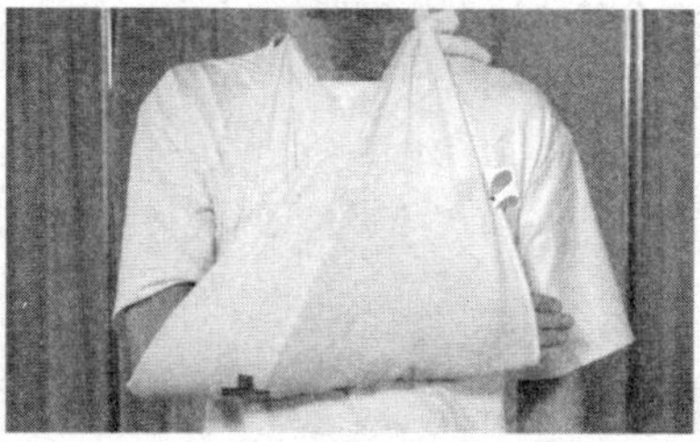

图 1-1-11　手臂的悬吊

（二）肌肉骨骼关节损伤的评估和应急处理方法

1. 评估损伤

评估老年人神志、面色，测量生命体征，查看损伤部位、疼痛程度、活动受限等情况，进行应急处置。

2. 应急处理方法

（1）软组织损伤的处理

①开放性损伤：包括擦伤、切伤、刺伤等，若伤口较小、出血少，进行清洗、消毒后用创可贴或者无菌敷料贴敷；若伤口深、出血多，先止血，然后立即通知医护人员或送医处理。

②闭合性损伤：包括扭伤、挫伤等，采用“保护、休息、冰敷、加压、抬高”五步骤进行处理，即保护受伤部位避免疼痛、限制受伤部位活动；受伤后 48 小时进行冷敷，由医护人员使用绷带进行加压包扎，伤后 48 小时抬高受伤肢体。

（2）骨骼关节损伤的处理

①制动受伤部位，立即报告、通知医务人员。

②协助医护人员固定包扎损伤部位。

③协助转运。

三、配合急救转运

（一）转运车概述

1. 适用人群

不能下床的老年人。

2. 目的

运送老年人入院或者外出检查、治疗等。

3. 转运车类型

转运车包括担架车、平移转运车、病床/护理床等。

（1）担架车

担架车包括担架、护栏、输液架、车轮及制动。主要用于院前场景，救护和运送老年人（如图 1-1-12 所示）。

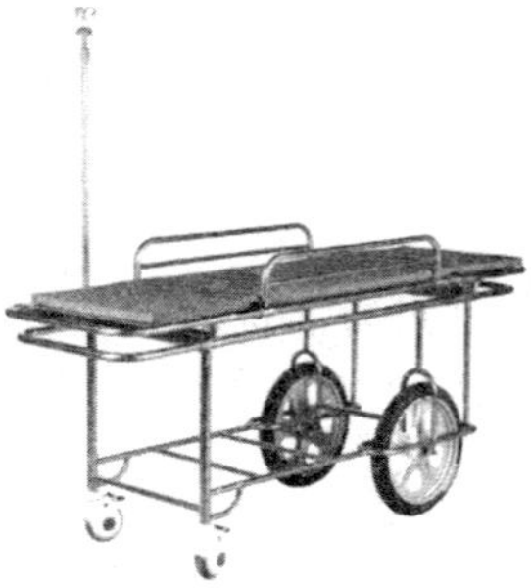

图 1-1-12　担架车

（2）平移转运车

平移转运车通过转运车上伸缩板将老年人从床上转移到其他一定高度的平面设备上，主要用于院内转运及床体设备之间的转移（如图 1-1-13 所示）。

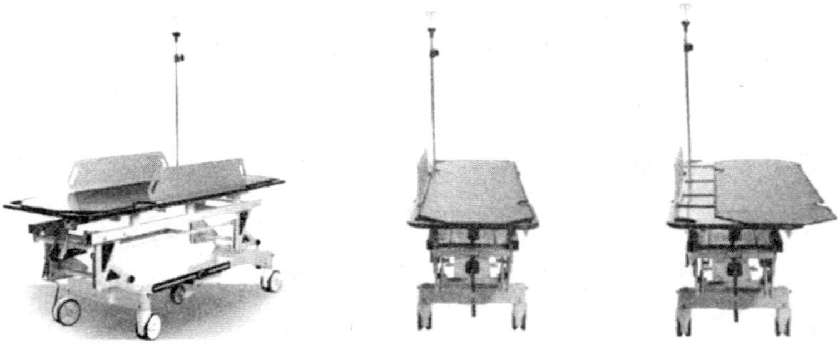

图 1-1-13　平移转运车

（3）病床/护理床

病床/护理床主要用于室内小范围的方便转移。

4. 转运车选择

- 送老年人入院就医、检查、急救等，选择担架车。
- 老年人体重大或不同床体之间转移，选择平移转运车。
- 床位转移或不变换床体的转移，选择病床/护理床。

（二）使用转运车转运老年人

1. 转运流程

（1）转运前准备

①与老年人和家属解释转运原因、方法，取得同意。

②与接收医院或部门联系。

③制定转运路线。

（2）转运途中工作

①观察老年人病情变化，监测生命体征。

②必要时采取急救措施。

（3）转运后

①书写转运记录。

②清洁转运车。

2. 转运车使用方法

（1）准备

①车上放垫子、枕头、棉被。

②运送骨折患者，转运车上垫木板并将骨折部位固定。

（2）使用方法

①挪动法。适用于可以在床上挪动的老年人。

第一步：将担架车推至老年人房间，移开床旁桌椅，将转运车推至床旁与床平行，大轮或车头靠近床头，将转运车制动（如图 1-1-14 所示）。

第二步：协助老年人将上半身、腰臀部、腿部依次挪动至车中央（如图 1-1-15 所示），拉起护栏。老年人挪动时，可以用手或手肘用力撑床。

②一人搬运法。适用于不能自行挪动，体重较轻的老年人。

第一步：移开床旁桌椅，推转运车至床尾，大轮或车头靠近床尾成钝角（如图

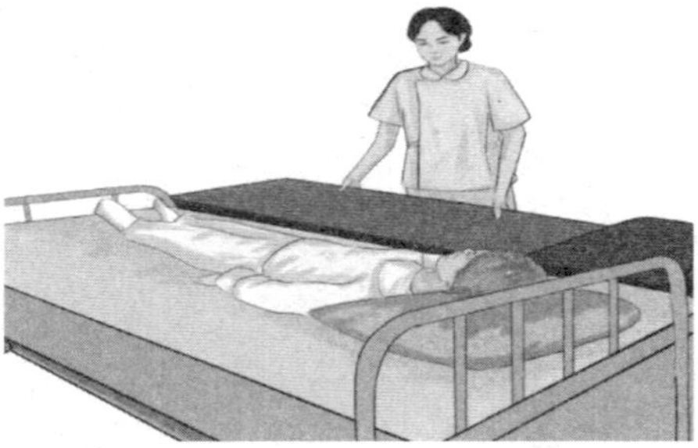

图 1-1-14

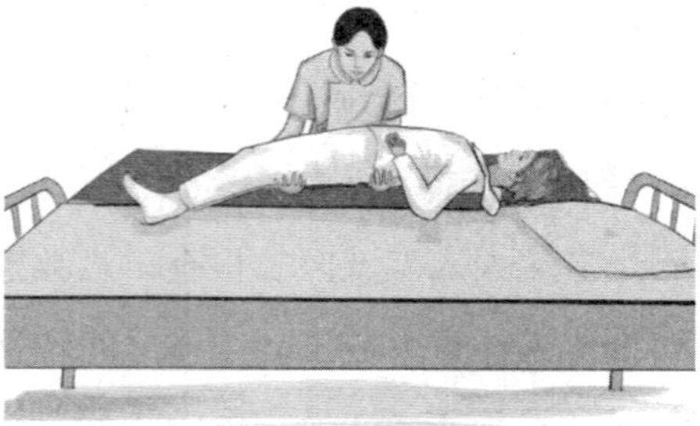

图 1-1-15

1-1-16 所示）。

第二步：养老护理员一只手自老年人近侧腋下伸至对侧肩部，另一只手伸至老年人大腿下；老年人双臂交叉于养老护理员颈后（如图 1-1-17 所示）。

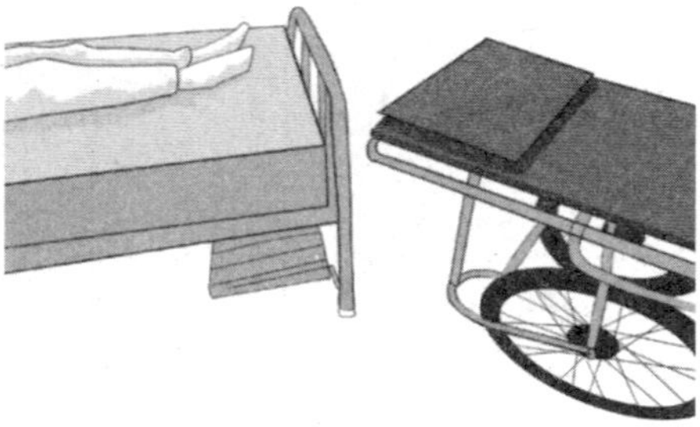

图 1-1-16

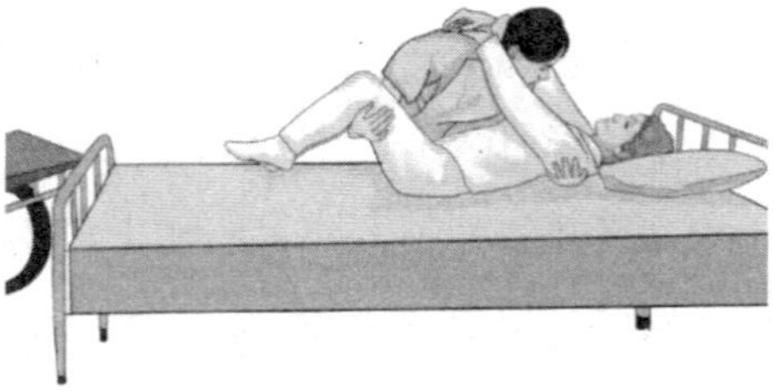

图 1-1-17

第三步：养老护理员抱起老年人，移步将老年人放在车中央，拉起护栏，盖上毛毯或盖被（如图 1-1-18 所示）。

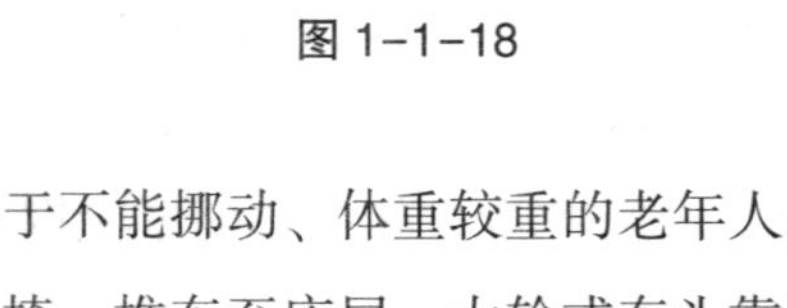

图 1-1-18

③双人搬运法。适用于不能挪动、体重较重的老年人。

第一步：移开床旁桌椅，推车至床尾，大轮或车头靠近床尾成钝角（如图 1-1-16 所示）。

第二步：养老护理员甲和乙站在床的同一侧，养老护理员甲协助老年人将上肢交叉于胸前（如图 1-1-19 所示）。

第三步：养老护理员甲一只手托住老年人头、颈、肩部，另一只手托住老年人腰部，养老护理员乙一只手托住老年人臀部，另一只手托住老年人腘窝处，应使老年人头部处于较高位置（如图 1-1-20 所示）。

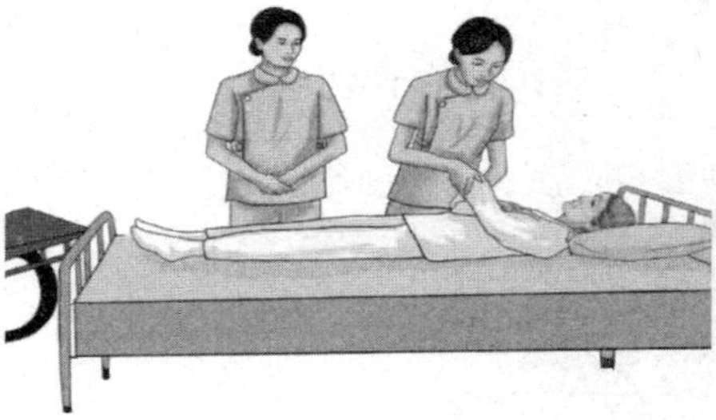
图 1-1-19

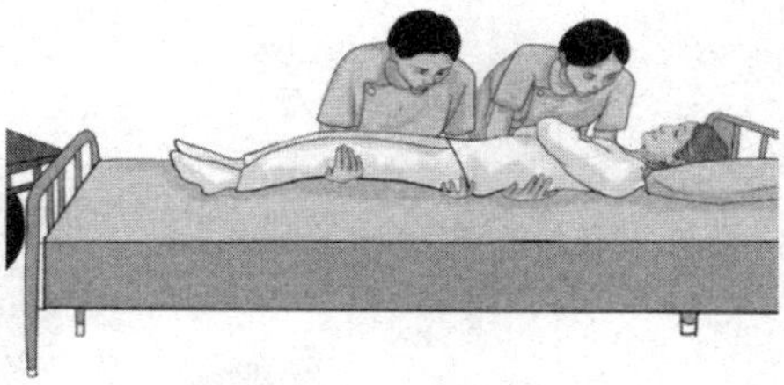
图 1-1-20

第四步：两人同时抬起老年人并移步转身至车前，将老年人放于车中央，拉起护栏，盖上毛毯或盖被（如图 1-1-21 所示）。

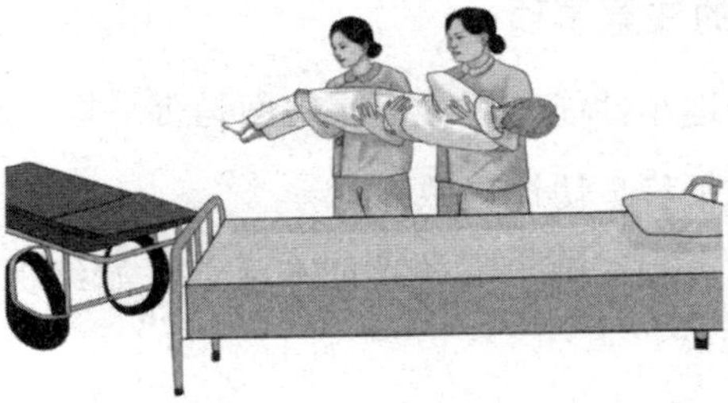
图 1-1-21

④三人搬运法。适用于不能挪动、体重超重的老年人。

第一步：移开床旁桌椅，推车至床尾，大轮或车头靠近床尾成钝角（如图 1-1-16 所示）。

第二步：养老护理员甲、乙、丙站在床的同一侧，养老护理员甲协助老年人将上肢交叉置于胸腹前（如图 1-1-22 所示）。

第三步：养老护理员甲双手托住老年人的头、颈、肩背部，养老护理员乙双手托住老年人的腰、臀部，养老护理员丙双手托住老年人的腘窝及双足（如图 1-1-23 所示）。

第四步：三人合力抬起老年人并移步转身至车前，将老年人放于车中央，拉起护栏，盖上毛毯或盖被（如图 1-1-24 所示）。

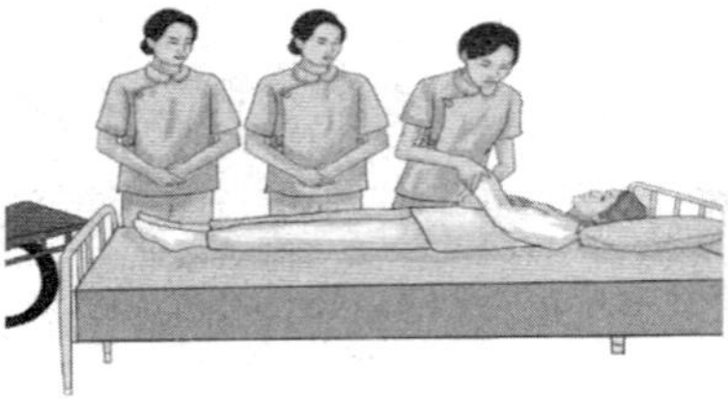

图 1-1-22

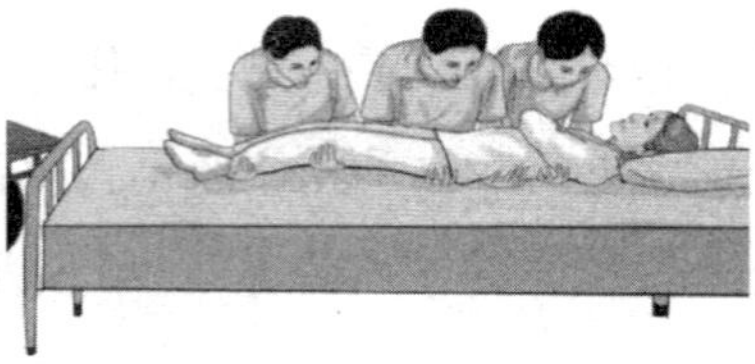

图 1-1-23

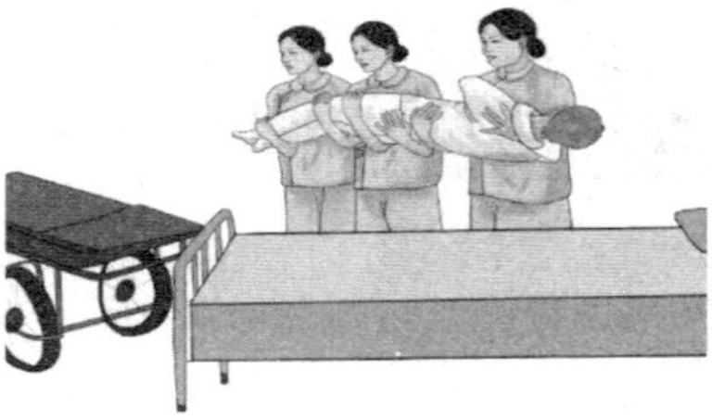

图 1-1-24

（三）使用转运车的注意事项

- 使用前，检查转运车性能是否良好，地面是否平坦、干燥、无障碍物。
- 搬运时注意动作平稳，协调一致。
- 运送时，让老年人头端卧于大轮端或车头部，始终保持老年人头部在高位，使其舒适。
- 拉起两侧栏杆，保护老年人安全。
- 老年人若有导管，需妥善固定导管。
- 养老护理员站于老年人头端，随时观察其面色、呼吸与脉搏。
- 冬季注意保暖，避免受凉。
- 运送时不可碰墙、撞门。

（四）搬运骨折老年人的方法及注意事项

老年人骨折后先进行骨折部位的固定和包扎，再开始搬运。

1. 搬运方法

（1）平行搬运法

适用于股骨骨折、小腿骨折及体重较轻的老年人。平行搬运法是将转运车与床并列放置，协助老年人从健侧移向护理床或转运车（如图 1-1-14 所示）。

①大腿骨折搬运法。按照平行搬运法要求摆放转运车后，3 名养老护理员一人

托起老年人肩背部，一人托起腰臀部和骨折近端，一人用手托起骨折远端及小腿，搬运时要同时用力抬起、保持平稳，负责骨折远端的人同时向小腿方向进行适度牵引。

②小腿骨折搬运法。按照平行搬运法要求摆放转运车后，3 名养老护理员一人托起老年人肩背部，一人托起腰臀部，一人托起小腿骨折远端与近端。

③颈椎、腰椎骨折或病情危重的老年人采用四人搬运法。

第一步：将担架车推至老年人房间，移开床旁桌椅，将转运车推至床旁与床平行，大轮或车头靠近床头，将转运车制动。

第二步：养老护理员甲站在床头，养老护理员乙站在床尾，养老护理员丙、丁分别站于床及车两侧（如图 1-1-25 所示）。

第三步：在老年人腰部、臀部下铺中单或帆布单。

第四步：养老护理员甲双手向上抓住老年人肩部，双前臂内侧紧夹老年人头部两侧（如图 1-1-26 所示），把持住老年人的头、颈、肩；养老护理员乙把持住老年人双足；养老护理员丙、丁紧握帆布单（如图 1-1-27 所示）。

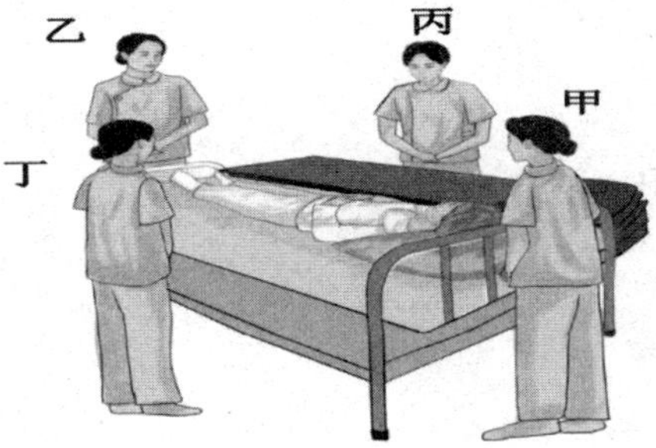

图 1-1-25

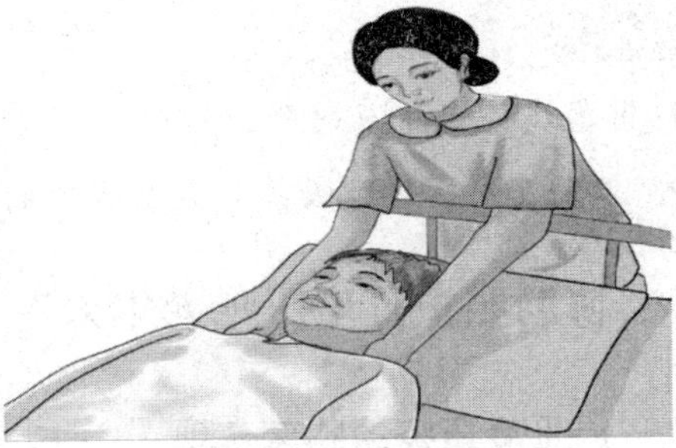

图 1-1-26

第五步：四人同时抬起老年人向车移动，将老年人放于车中央，拉起床栏。在搬运时保持老年人头部处于中立位（如图 1-1-28 所示）。

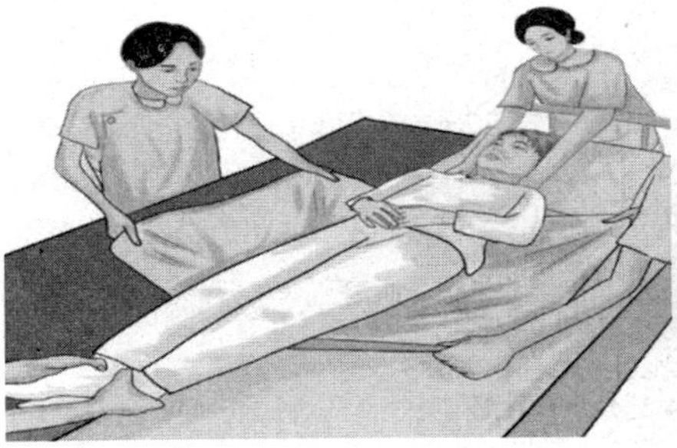

图 1-1-27

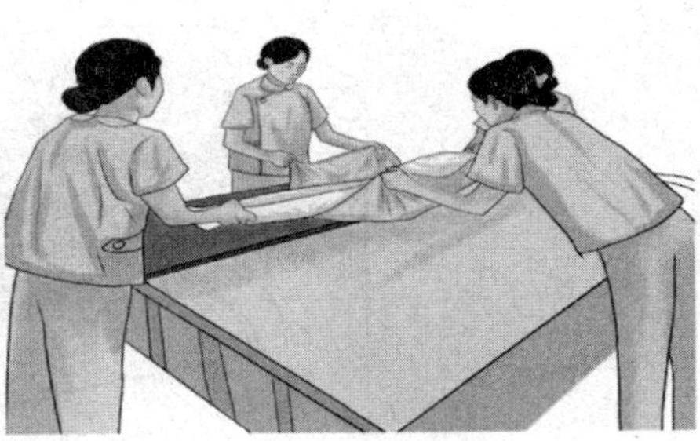

图 1-1-28

（2）纵行搬运法

适用于多处骨折及体重偏胖的老年人。将转运车放在床尾与床成 120 度或 180 度，床或转运车的两边各站 2~3 人，分别用手托起病人的腰背、肩部和下肢，其中患肢一侧在抬起的同时要进行牵引，众人同时用力将老年人抬起，纵向移动越过床尾再移向病床。

2. 注意事项

- 颈椎损伤的，搬动时应注意保持头颈部与躯干成直线位置。
- 搬运过程中，注意老年人生命体征。
- 将骨折老年人搬运至转运车之后，需要将老年人与转运车之间进行固定。

第三节　护理协助

学习要点

1. Ⅲ度压疮老年人的照护知识。
2. 雾化吸入、口腔吸痰、吸氧操作的方法和注意事项。

一、协助照护Ⅲ度压疮老年人

（一）Ⅲ度压疮的临床表现

浅度溃疡期，皮肤全层缺失，可见皮下脂肪，但骨骼、肌腱或肌肉未见外露。创面有渗液，感染后表面有脓液覆盖致使浅层组织坏死，形成溃疡，疼痛感加重（如图 1-1-29 所示）。

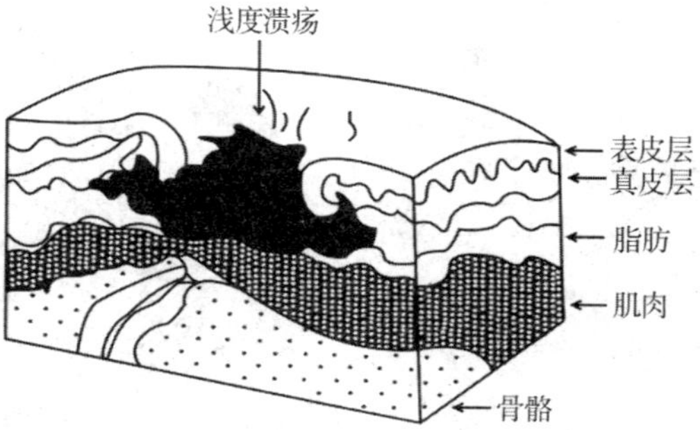

图 1-1-29　Ⅲ度压疮

（二）Ⅲ度压疮的问题分析

案例导入

李奶奶，73 岁，右下肢骨折手术后 6 个月，右足跟出现压疮 3 个月，最近感到局部跳痛、流脓，影响睡眠。骨折后 6 个月，以坐轮椅活动为主，最近能拄拐，在他人协助下短距离行走及完成部分自理活动。大部分生活由老伴照料，饮食正常，喜欢吃肉，不喜欢蔬菜，每日饮水量不足 800 毫升。大小便自控，使用床边坐便器，大便干燥，2~3 天排便 1 次，排便困难，有时需要使用通便剂。足跟部压疮 2.3 厘米×2.8 厘米，50%黄色腐肉，50%红色肉芽组织，深度 0.5 厘米，渗液为黄色，24 小时渗透标准纱布 2 块。老人因压疮疼痛影响睡眠，每晚睡 4~5 小时。Braden 计分 17 分（感觉 3 分，潮湿度 4 分，活动度 1 分，移动能力 3 分，营养摄入 4 分，摩擦力和剪切力 2 分）。

（三）Ⅲ度压疮老年人的照护方法

1. 局部照护措施

- 协助医护人员清洗伤口。
- 观察渗液情况，及时汇报。
- 减压：卧床时右腿下垫枕，防止压迫。

2. 整体照护措施

- 采取间歇活动方案：增加每日拄拐行走次数，延长每日拄拐行走时间，以老年人不疲劳为宜。
- 增进营养：鼓励老年人多饮水、增加蔬菜摄入量。

二、雾化吸入、口腔吸痰、吸氧

（一）雾化吸入概述

1. 定义与原理

雾化吸入法是使用雾化装置将药液分散成细小的雾滴，以气雾状喷出，经鼻或口吸入呼吸道，达到预防和治疗疾病的目的。

常用的雾化吸入法有氧气雾化吸入法和超声波雾化吸入法。氧气雾化吸入法，是利用高速氧气气流，使药液形成雾状并随吸气进入呼吸道；超声波雾化吸入法是使用超声波声能，将药液变成细微的气雾，经呼吸道吸入，达到治疗目的。

2. 雾化吸入的适用人群

- 患有慢性支气管炎、慢性阻塞性肺疾病或其他肺部感染性疾病的老年人。
- 呼吸功能减退，咳嗽、咳痰无力或痰液黏稠无法排出的老年人。

3. 雾化吸入法的目的

- 湿化呼吸道、稀释痰液，预防、治疗呼吸道感染，消除炎症和水肿。
- 解除支气管痉挛，使气道通畅，改善通气功能。

知识拓展

雾化吸入的常用药物及作用

雾化吸入常用药物按照作用分为四类：

1. 抗感染药物：庆大霉素、卡那霉素。
2. 解痉药物：氨茶碱、舒喘灵。
3. 祛痰药：沐舒坦、糜蛋白酶。
4. 减轻水肿：地塞米松。

4. 雾化吸入装置

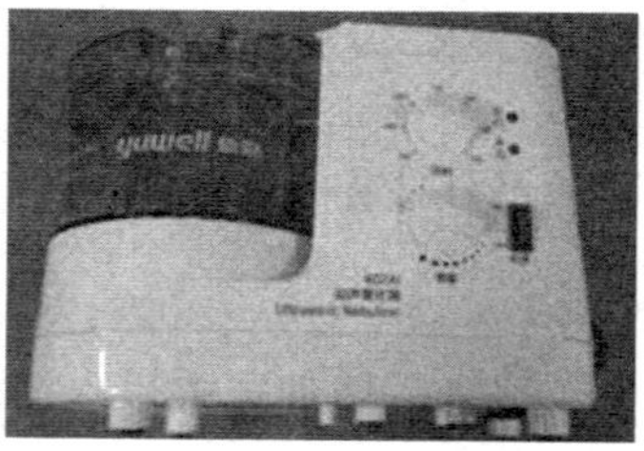

图 1-1-30　超声波雾化吸入器

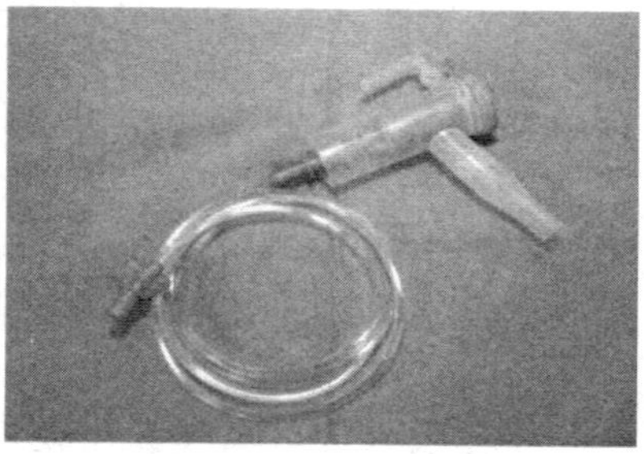

图 1-1-31　口含嘴

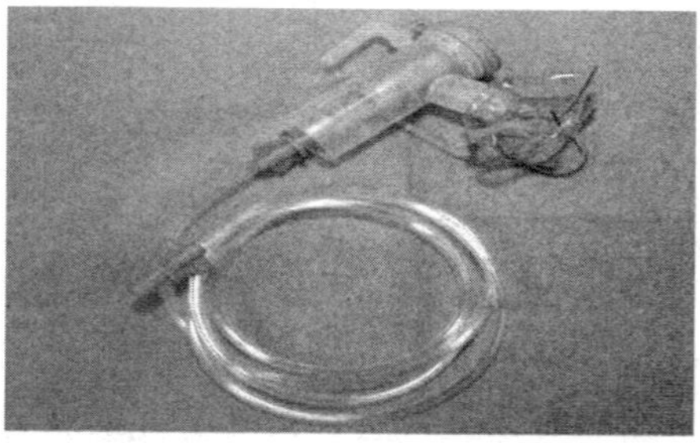

图 1-1-32　面罩

（二）口腔吸痰概述

1. 定义

口腔吸痰是指经口将呼吸道的分泌物吸出的方法。

2. 适用人群

适用于年老体弱或昏迷等使呼吸道分泌物不能有效咳出的老年人。

3. 目的

- 清除呼吸道分泌物，保持呼吸道通畅。
- 预防感染等并发症。

4. 口腔吸痰装置

（1）中心负压吸痰装置

中心负压吸痰装置常见于医疗机构，吸引器管道连接到床单位，使用时安装吸痰装置，开启开关，即可吸痰，操作方便（如图 1-1-33 所示）。

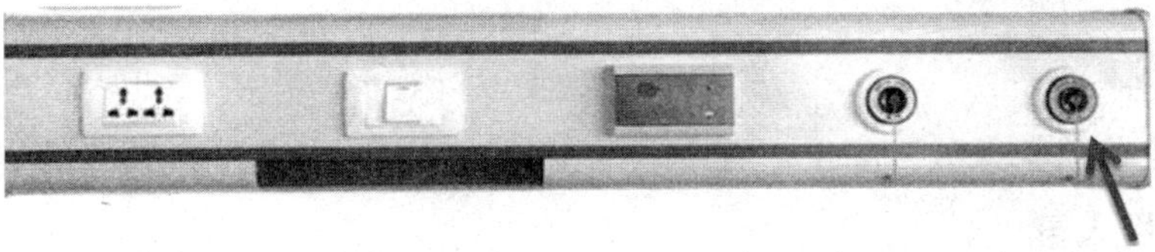

图 1-1-33　中心负压吸痰装置

（2）电动吸引器

电动吸引器由压力表、安全瓶、贮液瓶、脚踏等组成（如图 1-1-34 所示）。安全瓶和贮液瓶可贮液 1000 毫升，瓶塞上有两个玻璃管，并有橡胶管相互连接。接通电源后吸引器从吸气孔吸出瓶内空气，并由排气孔排出，不断循环，使瓶内产生负压，将痰液吸出。

5. 痰液观察的基础知识

- 吸痰时，观察痰液颜色、质地是否黏稠（见表 1-1-9）。

表 1-1-9　痰液黏稠度判定

痰液黏稠度	表现
稀痰	痰液如米汤或泡沫样，吸痰后无痰液滞留在管道内壁
中度黏痰	痰液外观较稀痰黏稠，吸痰后有少量痰液滞留在管道内壁，易被水冲洗干净
重度黏痰	痰液外观明显黏稠，常呈黄色，吸痰后有大量痰液滞留在管道内壁，不易被水冲干净

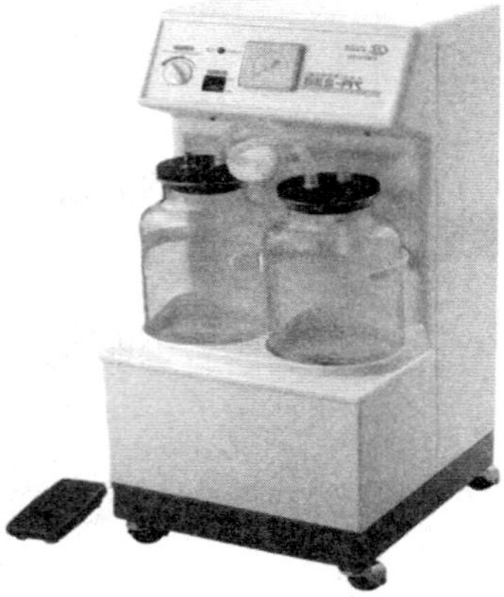

图 1-1-34　电动吸引器

- 每日计算痰液总量并记录。

（三）吸氧概述

1. 定义

吸氧是给老年人吸入高于空气中氧浓度的氧气，改善老年人缺氧的症状。

2. 适用人群

各种疾病或外伤引起的呼吸困难。

3. 目的

纠正各种原因造成的缺氧。

4. 供氧装置

（1）中心供氧

氧气由中心供应站供给，供应站有总开关，各单位配氧气表，打开流量表即可使用（如图 1-1-35 所示），常见于医疗机构。

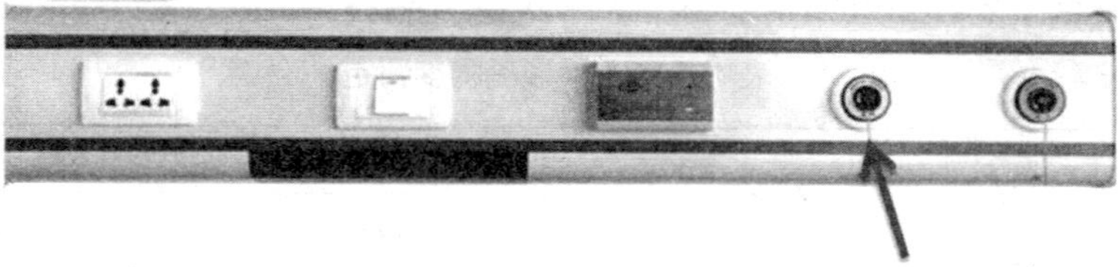

图 1-1-35a　中心供氧

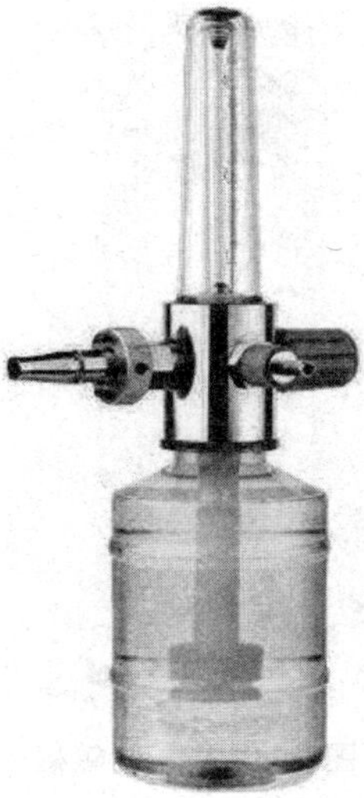

图 1-1-35b　流量表和湿化瓶

（2）氧气瓶供氧

氧气瓶上接氧气表，上有压力表、减压器、流量表、湿化瓶和安全阀。湿化瓶用于湿润氧气，以免呼吸道黏膜被干燥所刺激。瓶内装入 1/3 或 1/2 的灭菌蒸馏水或冷开水（如图 1-1-36 所示）。

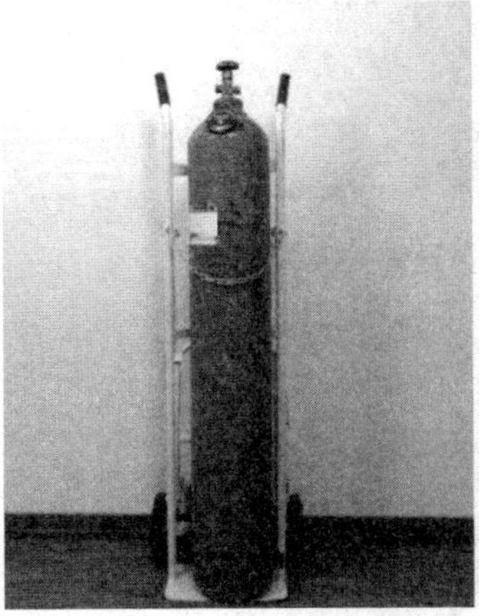

图 1-1-36a　医用氧气瓶

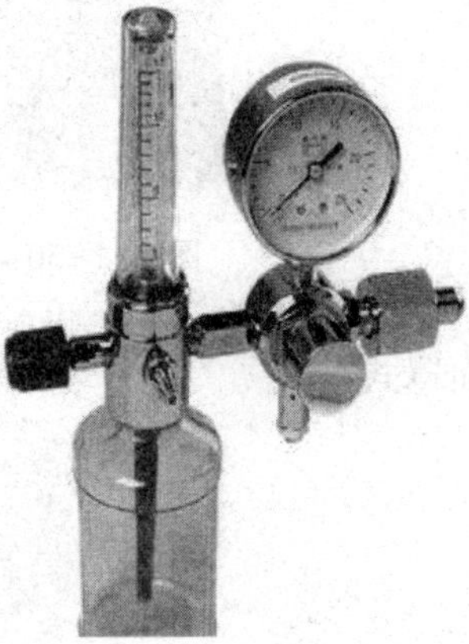

图 1-1-36b　压力表、流量表和湿化瓶

（3）制氧机供氧

适用于居家养老或者需要长期吸氧的老年人。

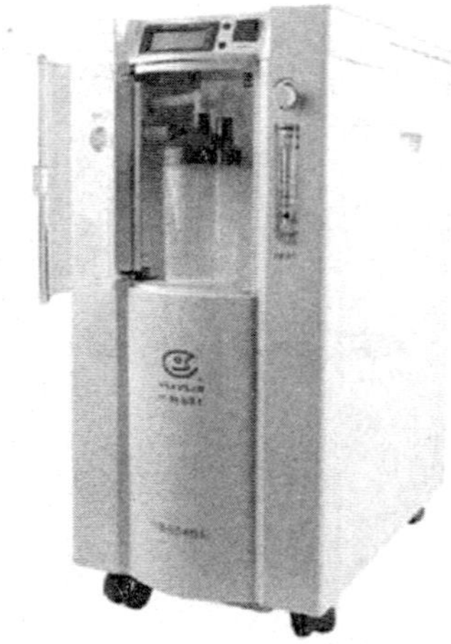

图 1-1-37　制氧机

5. 吸氧方法

（1）鼻氧管吸氧

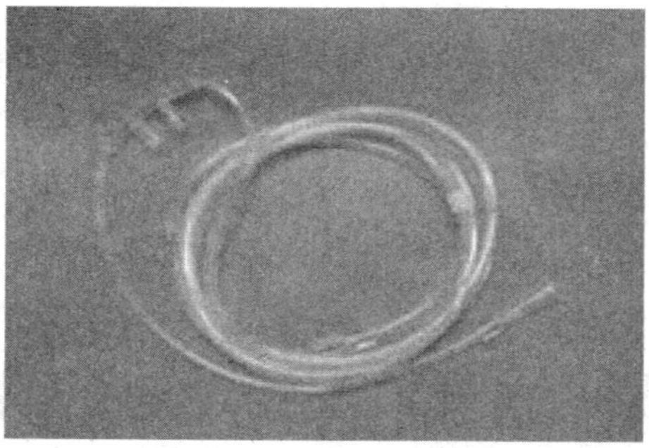

图 1-1-38　一次性双侧鼻导管式吸氧管

（2）面罩式吸氧

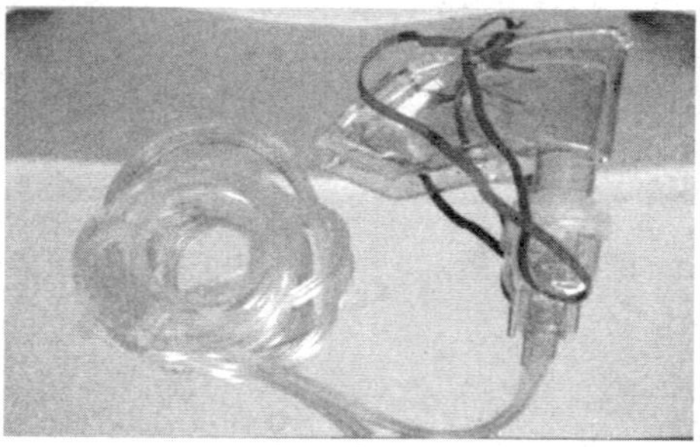

图 1-1-39　一次性吸氧面罩

第四节　失智照护

学习要点

1. 失智老年人特殊异常行为表现及应对措施。

2. 失智老年人常见环境风险及处理。

一、识别失智老年人特殊异常行为及应对措施

（一）日落综合征的表现及应对

1. 表现

失智老年人在黄昏时分出现一系列的情绪和认知功能的改变，如情绪紊乱、焦虑、亢奋和方向感消失等，持续时间为几个小时或者整个晚上。

2. 应对

- 观察失智老年人日落综合征发作的时间规律，增加陪伴的时间，关怀、安抚老年人。
- 向医生汇报，遵医嘱协助口服用药。
- 防止出现跌倒等安全风险。
- 进行睡眠管理，保持良好的生活习惯和作息，如保持适当活动、减少午睡时间，采用音乐疗法、光照疗法等措施促进睡眠、调节生物钟，形成良好的睡眠周期，减少日落综合征的发生。
- 告知家属，请家属增加陪伴时间，安抚老人。根据老年人的兴趣爱好带老年人做他喜欢的事，转移注意力。
- 配合康复师进行认知功能训练。

（二）妄想的表现和应对

1. 表现

与精神分裂症表现不同的是，失智的妄想内容常固定不变。

（1）被窃妄想

认为有小偷要偷自己的东西，怀疑养老护理员或家人要偷走自己的钱财等。这些想法会让失智老年人情绪激动、坐立不安，甚至晚上不睡觉到处找东西。

（2）被害妄想

认为有人要害自己，在食物中下药等，时常伴有攻击行为或拒绝进食等。

（3）被遗弃妄想

认为自己要被家人遗弃，容易合并抑郁症状。

（4）忌妒妄想

认为老伴有外遇，对自己不忠；有些失智老年人的老伴已经去世，也被认为还在外遇中，失智老年人因此出现吵闹甚至攻击行为。

2. 应对

- 向医生汇报，遵医嘱协助口服用药。
- 尽量不变换失智老年人周边的环境和物品摆放，尽量保持周围环境和人物的相对固定。
- 通过言语和行为方式给予支持，如给予银行存折、房产证、“失窃的钱”等。
- 观察失智老年人的动作、姿势和情感反应，防止其在妄想支配下对自己或他人做出危害行为；对于突然出现暴力行为的失智老年人，养老护理员立即通知医护人员和主管，并向失智老年人反复解释、分散其注意力，必要时配合医护人员给予保护性约束。
- 与失智老年人沟通过程中，养老护理员应保持冷静、语调柔和。

（三）幻觉的表现和应对

1. 表现

听幻觉或视幻觉，如听见周围有人议论自己，看见屋子里有不存在的人或动物（蛇、老鼠等）等。

2. 应对

- 向医生汇报，判断引起幻觉的原因（眼部疾病、神经系统疾病、精神疾病、药物因素会引起幻觉），配合进行照护。
- 改善失智老年人生活环境，如放置夜灯增加房间照明，移除可能引起视觉混乱的物品。
- 观察失智老年人的睡眠情况，采取促进睡眠的措施，提高其睡眠质量。
- 关爱失智老年人，多与其沟通，幻觉发生时，耐心倾听老年人的“故事”，给予安抚，并分析背后隐藏的促发因素，尽力消除。
- 若出现自伤或伤人行为，参照“妄想”应对措施的第四点。

（四）游走的表现和应对

1. 表现

游走是失智老年人一种漫无目的的走动行为，易走失或迷路，甚至进入不安全的环境，对自己造成伤害。例如，有的失智老年人打包自己的物品，漫无目的反复到处游走。

2. 应对

- 观察失智老年人游走的时间和频率、模式（绕圈、随意、踱步），初步判断是持续行走、空间定向障碍、潜逃行为或尾随中哪一种。
- 在失智老年人游走时，养老护理员应耐心陪伴，确保周围环境安全，防止跌倒和走失；如果失智老年人是空间定向障碍，养老护理员可引导老年人回房间；如果是持续行走，可分散老年人注意力，再引导老年人回房间。
- 将失智老年人安排在便于观察和巡视的安静房间，增加巡视次数。可以让老年人穿戴移动感应装置。

（五）抑郁的表现和应对

1. 表现

情绪低落、绝望，对生活和以前的兴趣爱好不感兴趣，存有自伤行为，严重者甚至有自杀行为。

2. 应对

- 观察失智老年人日常情绪，防止自伤。
- 保证环境安全，房间窗户装安全锁，确保房间内无利器、消毒液、洗涤液、药品等。
- 多与失智老年人沟通，倾听老年人需求，帮助其解决问题，与老年人建立良好关系；鼓励老年人参加集体活动，根据老年人兴趣引导其参加运动锻炼、康复训练、互动性文娱活动。
- 告知家属，请家属增加陪伴，以失智老年人为中心，避免发生冲突，及时疏导老年人不良情绪。
- 遵医嘱，协助失智老年人服药，服药后请老年人张口，进行检查，确认其服下后方可离开，防止发生老年人藏药的行为。

（六）攻击行为的表现和应对

1. 表现

失智老年人表现得不合群，甚至有攻击行为。

2. 应对

- 关注失智老年人情绪变化，采用触摸等肢体语言及时减轻或消除老年人紧张、恐惧情绪，减少攻击行为。
- 询问失智老年人是否身体不适，报告医生。
- 失智老年人有攻击行为时，参照“妄想”应对措施第四点。
- 提供安全的环境，确保房间内无利器、消毒液、洗涤液等，勿变更物品摆设；勿变动失智老年人长期形成的生活习惯。
- 养老护理员在为失智老年人提供服务时，要有防范意识，及时发现并阻止其攻击行为倾向，提前预防自伤和他伤事件的发生。
- 固定养老护理员为失智老年人服务，注意保护老年人的个人空间，洗澡和更换衣服时注意保护老年人隐私，避免老年人产生误解和不安。

（七）藏东西行为的表现和应对

1. 表现

失智老年人可能会把内衣裤、食物、财物、用品藏起来，可能放入自己口袋，也可能放在自己房间。

2. 应对

- 日常注意观察环境、清点物品，及时发现被藏起或缺少的物品。
- 发现失智老年人藏东西时，避免呵斥、责备老年人，可以转移老年人注意力，做好解释，也可以用游戏等方式获得老年人同意，将物品拿出来。

（八）谵妄的表现和应对

1. 表现

谵妄是一种急性的神经精神性症状，以意识状态的急性改变和反复波动、注意力缺损和思维紊乱为主要特点。谵妄分为安静型、焦虑型、混合型。

（1）安静型

表现为对刺激反应性减退的孤僻行为、反应迟钝、说话速度缓慢、动作迟缓。

（2）焦虑型

表现为警觉和活动性增强，可出现逃避或攻击行为。

（3）混合型

表现为安静型和焦虑型交替出现。

2. 应对

- 立即向医护人员汇报，配合医护人员对失智老年人进行谵妄评估。
- 保持环境安静，专人守护，防止出现自残、伤人等危险行为。
- 观察失智老年人睡眠情况，为老年人提供良好的睡眠环境，提升睡眠质量。
- 应对孤僻行为：提供失智老年人喜欢的活动或是熟悉的环境；与老年人共同回忆过往；鼓励老年人与家人或朋友相聚；避免不必要的隔离。

二、识别失智老年人的环境风险及应对措施

（一）常见环境风险

失智老年人常见环境风险包括引起跌倒、烫伤等的直接环境风险及引起异常行为的环境风险。

1. 光线不足

失智老年人视力下降，光线不足时难以识别环境和物品，可能发生跌倒、误服或漏服药物、幻觉等。部分失智老年人患有日落综合征，人工采光不足，老年人察觉日落时光线变化，容易诱发日落综合征。有时间定向障碍的失智老年人，白天自然采光不足、室内光线差，容易产生昼夜节律异常。

2. 居住空间辨识度不足

失智老年人的视空间和色彩辨识能力下降，难以区分周围环境中色彩相同或相近的不同物品、区域，空间感下降，活动时容易磕碰、跌倒；家庭和养老机构若在不同房间环境布置上一致或者相似，有方位定向障碍的失智老年人难以区分，容易出现徘徊、游走；若空间环境复杂，失智老年人容易迷路。

3. 起居空间安排不合理

失智老年人起居空间安排远离卫生间，失智老年人容易出现二便失禁、粪便涂抹、拒绝如厕、情绪失控等表现；起居室正对家门或者养老机构老年人活动区域正对楼层出入口，失智老年人看见开门可能跟随，出现走失；居室面向马路、高架桥或者紧邻电梯井道、有噪声振动的设备房间，环境噪声强，失智老年人可能出现睡眠质量下降、眩晕、耳鸣等，容易发生跌倒、坠床甚至自杀行为。

4. 适老化设计不足

居室和起居室空间狭窄、堆放障碍物，不利于失智老年人通行；厨房、卫生间、

浴室地面湿滑，部分区域地面有高低差，家具有尖角或摆放杂乱。面对这些环境障碍，失智老年人容易磕碰、跌倒。

浴室、卫生间无扶手，或有扶手但是失智老年人不会使用，失智老年人容易跌倒；床边无扶手，失智老年人容易坠床。

环境中没有标识或标识不醒目，无法引导失智老年人行动，失智老年人容易出现徘徊。

5. 不安全热源、电源

失智老年人使用内胆为玻璃的暖水瓶盛热水，冬季使用电暖气、电热毯等发热装置，水龙头、淋浴间未使用恒温装置等，均有可能被烫伤；电线老化或乱拉电线，抽烟、烧香、点蜡烛或者蚊香等有可能发生火灾。

6. 室外活动场所紧邻道路

养老机构室外活动场所或小区内公共活动场所紧邻车行道且无遮挡，失智老年人难以区分活动场所且行动缓慢，容易发生交通事故。

7. 居住环境变换

熟悉的环境可以唤醒失智老年人的记忆。居住环境变换，如搬家、在子女家轮住、入住机构、改变居室的布局和物品的位置等让失智老年人产生不安，表现出“想要回家”或者情绪激动。失智老年人记忆力下降，记不住环境的变化，若无醒目标识，容易迷路。

（二）常见环境风险的应对

应对原则是消除环境中的风险因素，为失智老年人提供友好化环境。友好化环境具有稳定性和熟悉性，有定向线索、感官刺激、安全性的特点。

1. 合理安排起居空间

失智老年人起居空间应靠近卫生间、餐厅，便于老年人自己到达。起居空间远离噪声，床的位置不宜紧靠卫生间的隔墙，窗户封闭良好，环境安静。起居空间自然采光充足，失智老年人早上能受到阳光照射，改善昼夜节律。避免经常变换起居空间，保持稳定。

2. 调整人工采光

失智老年人起居空间人工采光应充足，并可调节照度。傍晚时分，加强人工采光照度，让有日落综合征的失智老年人无法察觉落日时光线的变化。睡觉前，降低人工采光照度，让老年人放松。在失智老年人居室内设置局部照明及备用照明，如床头安装壁灯以满足夜间阅读需求，在床与卫生间之间安装红外感应灯满足起夜需求等。

3. 安装安全标识

安全标识包括禁止标识、警告标识、指令标识、提示标识四种类型。例如，在有吸烟习惯的老年人居室内，安装禁止吸烟标识；在容易发生跌倒、碰撞等需要引起老年人注意的位置，安装警告标识；在居室环境中安装卫生间、房间位置提示标识，常用物品放在固定、醒目位置，使用颜色/单词/文字/图像等标识。常用提示标识还包括时间标识，如在老年人活动区域醒目位置放置能清晰显示时间、日期的钟表和日历，或摆放显示当时季节、节日的图片，帮助辨识时间；在进行植物景观设计时，选择具有安全性和明显季节性变化的植物材料，便于失智老年人感知四季的变化。

标识制作醒目，便于失智老年人识别，安装在老年人的最佳视线范围内。

4. 适老化设施

设置地面防滑、无高低差，连续扶手，家具包角，出入口隐蔽等无障碍设施。使用个人怀旧物件布置环境，如记忆角、回忆廊等。使用与墙面形成对比色的开关、栏杆和扶手等，提高失智老年人使用率。浴室、水龙头使用控温装置，使用恒温水壶，内盛温水，防止烫伤。

室外活动区域与车行道使用绿色植物进行隔离，使失智老年人无法跨越。

5. 营造有感官刺激特征的环境

卧室和活动区域张贴色彩明亮的照片、图片、壁画及摆放花草来增加感官刺激，也可以播放失智老年人喜欢的音乐或大自然的声音，提供老年人喜欢的宠物或仿真娃娃，提供不同纹理的编织物来增加空间的感官变化。

6. 便捷的辅助设施

给失智老年人佩戴定位手环；在卧室、卫生间等老年人容易跌倒的区域安装呼叫器，便于养老护理员及时发现老年人的安全问题。

第五节　安宁服务

学习要点

1. 心理慰藉的注意事项。
2. 哀伤应对的常见方法。

3. 指导老年人家属处理后事的目的和注意事项。

一、协助临终老年人家属提供心理慰藉及哀伤应对

（一）协助临终老年人家属提供心理慰藉

1. 心理慰藉的概念

心理慰藉是指在心理层面给予临终老年人家属以安抚、情感层面赋予家属以关爱，经过家属自身或者借助外在环境对其思维意识和一般心理状态进行的正向调整，是使其获取安慰、感到愉悦的心理学方法。

2. 心理慰藉的注意事项

（1）鼓励家属表达心理需求，并尊重其表达方式。

（2）应耐心倾听，通过家属的语言和非语言表现了解其心理需求。

（3）家属如果出现了焦虑或者抑郁的状况，或者对养老护理员出现了过激的行为或语言，需要表示理解并立即劝阻。

（二）协助临终老年人家属提供哀伤应对

1. 哀伤应对的概念

哀伤应对又指哀伤辅导，是帮助近期丧失亲人的人完成哀悼任务的心理辅导过程。帮助处于居丧期的家人接受失去亲人的事实，顺利度过哀伤期，减轻由于沉重的悲伤可能导致的生理或心理负面影响，防止可能影响健康的问题发生，提高丧亲者的生活质量。

2. 哀伤应对的常见方法

（1）指导家属对老年人进行生活照料

指导老年人家属为临终老年人提供舒适安静环境，提供合适饮食，协助老年人排泄，保持身体清洁，保证老年人足够的睡眠和休息，缓解疼痛。

（2）营造温馨的家庭生活氛围

鼓励老年人家属给予老年人安静陪伴，房间可以摆一些绿色植物或者鲜花。可以按照老年人和家属意愿摆放一些自己喜欢的物品如照片放在桌子上，营造温馨的家庭氛围。

（3）鼓励家属表达情感

最好让家属尽可能地表达其悲痛心情，不要劝阻，不要试图终止其表达悲痛的过程。设身处地理解丧亲者的悲痛，鼓励其倾诉内心的痛苦，并对其表现出安慰、

理解和支持的态度。要谅解家属可能出现的情绪过激言行，过程中可以使用触摸、拥抱、注视等非语言沟通技巧。

（4）给予家属处理后事的支持

在老年人去世后的居丧期间，家属将经历巨大的悲伤体验，常常无法正常生活和处理事务。护理员作为安宁服务团队的一员，应在此时力所能及地帮助家属处理后事，减轻负担，给予家属必要的支持。

（5）按照家属合理需求开展服务

提供团队支持。联合医护、心理咨询者、志愿者等为丧亲者提供团队心理辅导，开展逝者追思悼念仪式，使用电话、信件、网络等形式对丧亲者表达慰问关怀，教会其放松技巧，帮助丧亲者度过居丧期，直至丧亲者从哀伤中走出来，重新开始正常生活。

二、协助老年人家属处理后事

（一）协助处理后事的目的

1. 帮助丧亲者接受“死者已逝”的事实。

2. 为丧亲者提供表达内心悲伤情感的机会，使丧亲者在办理丧事的过程中，内心的伤痛可以得到宣泄。

3. 将丧亲者的亲朋好友聚集起来，共同为丧亲者提供关怀与爱，帮助其度过居丧期。

4. 肯定老年人生前的社会价值与影响，抚慰丧亲者的情绪。

（二）协助老年人家属处理后事的注意事项

1. 充分尊重老年人和家属的宗教信仰、生活习惯。

2. 涉及的人、财、物等要记录清楚，并准确和家属沟通。

第二章　康复服务

第一节　功能促进

学习要点

1. 老年人常用的康复体操训练方法、适用对象与注意事项。
2. 老年人行走、上下楼梯时的平衡与协调性控制方法及注意事项。
3. 安全防护性辅助器具种类和使用方法。

一、组织和指导老年人开展健身康复体操活动

健身康复体操是可以达到老年人健身或康复目的的肢体运动。健身康复体操可以让老年人感到精神愉悦、心情舒畅，增强老年人的心肺功能和身体的柔韧性，从而增强老年人体质，提高其免疫力。需要在康复治疗师和医生确认老年人身体状况允许的前提下才可以组织和指导老年人开展康复体操活动。老年人常用的康复体操有手指操、健口操、健肺操、颈椎操、中风康复操、八段锦等。

（一）老年人常用康复体操的训练方法和适用对象

康复体操的形式多样，这里介绍下列几种老年人常用康复体操的训练方法和适用对象。

1. 手指操

手指操是把一套手指动作以韵律的方式编排出来，以灵活、简单、方便为主要特征，适用范围非常广泛，可刺激大脑，延缓脑细胞衰老，改善记忆、思维能力，预防认知障碍。这里以“十巧手操”为例介绍手指操的方法（如图 1-2-1 所示）。

第一巧：虎口平击 36 次。

第二巧：手掌侧击 36 次。

第三巧：手腕互击 36 次。

第四巧：虎口交叉互击 36 次。

第五巧：十指交叉互击 36 次。

第六巧：左拳击右掌心 36 次。

第七巧：右拳击左掌心 36 次。

第八巧：手背互相拍击 36 次。

第九巧：搓揉双耳 36 次。

第十巧：手掌心互相摩擦 6 下至微热，轻盖双眼，眼球左右转 6 圈，周而复始做 6 次。

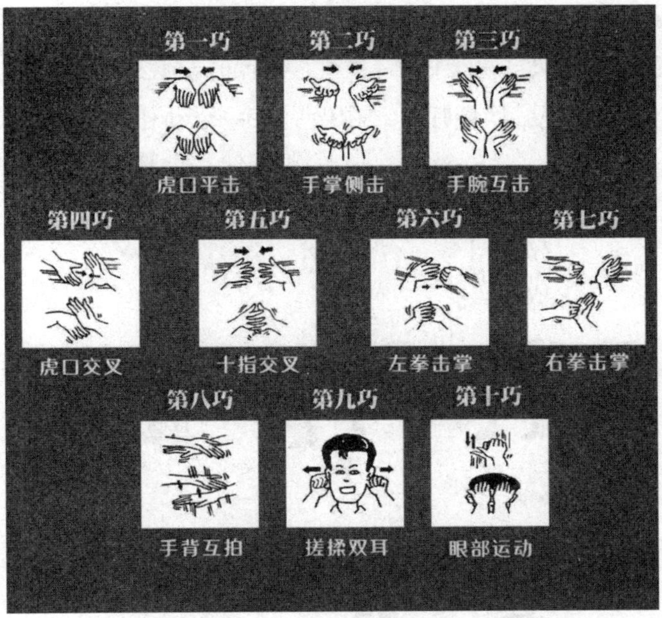

图 1-2-1　十巧手操

2. 健肺操

老年人的生理功能减弱、活动减少、肺功能下降，健肺操可以牵拉、挤压胸廓，促进气体交换，也能有效增加老年人的肺活量。适用于可以独立站立和坐立且平衡功能较好的老年人（如图 1-2-2 所示）。

（1）伸展胸廓：站立且双臂下垂，两脚间距同肩宽，吸气，双手经体侧缓慢向上方伸展，尽量扩展胸廓，同时抬头挺胸，呼气时还原。

（2）转体压胸：站姿同上。吸气，上身缓慢地向右后方转动，右臂随之侧平举并向右后方伸展；然后左手平放于左侧胸前向右推动胸部，同时呼气；向左侧转动时，动作相同，方向相反。

（3）交叉抱胸：坐位，两脚自然踏地。深吸气然后缓缓呼气，同时双臂交叉抱于胸前，上身稍前倾，吸气时还原。

（4）双手挤压胸：体位同上。双手放于胸部两侧；深吸气然后缓缓呼气，同时双手挤压胸部，上身前倾。吸气时还原。

（5）抱单膝挤压胸：体位同上。深吸气，然后缓缓呼气，同时抬起一侧下肢，双手抱住小腿，并向胸部挤压。吸气时还原。两侧交替进行。

（6）抱双膝压胸：直立，两脚并拢。深吸气然后缓缓呼气，同时屈膝下蹲，双手抱膝，大腿尽量挤压腹部及胸廓，以协助排除肺中存留的气体。吸气时还原。

以上健肺操可以依次做完，每次重复 5~8 次；年老体弱者，也可选其中两三种同做，每次重复 10~15 次，每天做 2~3 遍。做操时以腹式呼吸为主，要求吸气深长，尽量多吸，呼气缓慢，尽量呼尽。在做完每一个动作时，应保持姿势数秒钟，然后再做下一个动作。

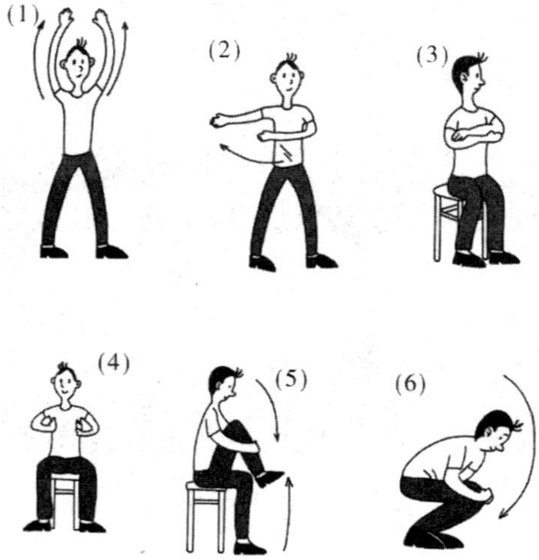

图 1-2-2　健肺操

3. 中风康复操

老年人在中风后往往会有肢体运动功能障碍，中风康复操可以锻炼老年人的肢体活动能力、肌力和平衡协调能力，有助于老年人的康复。中风康复操适用于有一定肢体活动能力和平衡能力的老年人。

（1）坐在椅子上，双足分开，与肩同宽，双手握拳，放在大腿上。头部慢慢地向左、右侧各弯 5~10 次。接着头部向上、下转动各 5~10 次。

（2）双手握拳，向前平伸，上半身慢慢地向前倾斜，双拳尽可能接触地面。接着上半身复原，双拳上举，上半身向后仰，操作5~10次。然后上半身向右转动，再向左转动，操作5~10次。

（3）双手和背部向前伸展。接着，上半身稍微向前移动，准备站起来，然后复原，操作5~10次。

（4）臀部离开椅子，双脚站起来，但双腿仍保持弯曲的姿势，操作5~10次。

（5）平卧，双手交叉，放在腹上，双腿弯曲。接着慢慢地抬高臀部，然后复原，操作5~10次。

（二）老年人常用康复体操训练的注意事项

- 训练时老年人的动作速度应缓慢，不可过快。
- 当老年人患有严重的心律失常、心力衰竭或严重感染，或严重的痉挛等，则暂不宜训练。
- 训练时，养老护理员要在老年人旁边注意保护，以免发生跌倒。
- 训练时要循序渐进，以老年人的耐受力为准，逐渐增加训练的复杂性。
- 训练过程中注意观察老年人的感受和反应，如有异常，应立即停止并上报。

二、指导或协助老年人进行平地行走、上下楼梯训练

（一）行走训练的概念

老年人行走、上下楼梯训练又叫行走训练，是指为行走障碍的老年人制订步行训练计划，以提高步行能力为目标的运动锻炼，分为平地行走和上下楼梯，包括独立步行和辅助步行训练。进行步行训练是使偏瘫老年人达到独立生活标准的重要环节。

步行训练一般要求老年人肢体站立平衡功能基本恢复，在继续进行患腿负重、站立练习和重心转移练习的同时，开始进行步行训练。

（二）步行训练方法

1. 步行前准备

- 练习前让老年人进行排泄，注意不要紧接在饭后、午睡和沐浴后练习。
- 有明显腿软无力的老年人最好配保护腰带，以利于辅助人员扶持，另外注意穿好合脚的软防滑鞋及合适长度的裤子。
- 第一次训练时，先练习反复起立坐下（5分钟内2~3次），如脉搏增加30%以上（达100次/分），但无脉律不齐的现象为安全；出现心慌、出汗、头晕、眼花

症状时，可躺下休息缓解后再次进行。以后根据每日老年人当时的状况，适当增加次数及延长维持立位的时间。

- 原地迈步训练。首先站立于平衡杠中或扶手旁，扶好站稳，在患肢负重的情况下，健肢做前后小幅度迈步。

2. 步行训练

养老护理员站在老年人患侧，扶持老年人进行行走训练。如果老年人稳定性还不是很好，可以嘱老年人用健侧手拄拐杖，养老护理员一只手握住老年人患手，使其掌心向上，另一只手从老年人背后抓住康复保护腰带，与老年人一起按照同样节奏缓慢行走训练。等训练到一定阶段，老年人的平衡能力比较好之后，可以不使用拐杖和康复保护腰带时，养老护理员在患侧保护，再进行行走训练。

（1）平地行走训练

行走的时候可以按照三点式和两点式的方式训练。三点式即手杖、患肢、健肢三个支持点依次着地的步行动作。步行顺序为手杖—患肢—健肢，这种步行方式稳定性较好，但步行速度比较慢，多用于步行训练早期。两点式即手杖和患肢同时前伸为一个支持点，健肢为另一支持点交替支持体重的步行动作，这种步行的特点是步行速度比较快，但要求持杖者具有较好的平衡能力。三点式和两点式行走训练的详细步骤参见初级教材第三章第一节。

（2）上下楼梯训练

当较顺利和稳当地完成平地走路后，可以开始进行上下楼梯练习。开始练习时，应在养老护理员或家属的保护和协助下进行。上台阶时，先健侧手前扶楼梯栏杆，着力点落在健臂上，健侧腿先上阶梯，而后患侧腿跟上，与健侧腿落在同一个台阶，然后重复开始的动作。第一次进行上楼梯练习，以不超过 3 个台阶为宜。以后随着能力的提高，再逐渐增加上台阶数。练习下台阶时，先健侧手前扶患侧腿向下迈一个台阶，然后健侧腿迈下台阶，与患侧腿落在同一个台阶，再继续重复以上步骤，以后可逐渐向一步一级台阶进展。

老年人持手杖开展上下楼梯训练，上楼梯时，顺序为健肢—手杖—患肢；下楼梯时，顺序为手杖—患肢—健肢。

（三）老年人行走、上下楼梯训练时的注意事项

- 养老护理员需要按照医生与康复治疗师的训练计划协助老年人进行训练。
- 训练过程中养老护理员须在老年人的患侧保护，防止老年人跌倒。
- 注意老年人偏瘫肢体的保护，不可拖拉拽。

- 训练过程中，及时给予老年人鼓励。
- 训练过程中注意观察老年人的感受和反应，如有异常，停止训练并及时上报。

三、指导或协助老年人使用安全防护性辅助器具

（一）使用安全防护性辅助器具的作用

老年人使用安全防护性辅助器具，是为了建立适老环境，维持老年人日常生活的稳定性与安全性，减少意外伤害的发生。

（二）安全防护性辅助器具分类

老年人安全防护性辅助器具包括紧急呼救器、无障碍扶手和离床报警器等。

（三）常用安全防护性辅助器具的使用方法

老年人安全防护性辅助器具种类多样，这里介绍三种，在工作当中，可以根据相关产品的说明指导或协助老年人使用。

1. 紧急呼救器

紧急呼救器上有挂绳，老年人可以随身携带，通过网络功能连接到家属或者养老护理员的手机上，同时有定位功能，通过专门的 App（手机软件）可以查看老年人的位置，可以防止走失等意外的发生，也可以让老年人第一时间获得需要的帮助（如图 1-2-3 所示）。

2. 无障碍扶手

主要使用在过道走廊两侧、卫生间等场所，是一种帮助老年人行走，防止跌倒的辅助器具（如图 1-2-4 所示）。

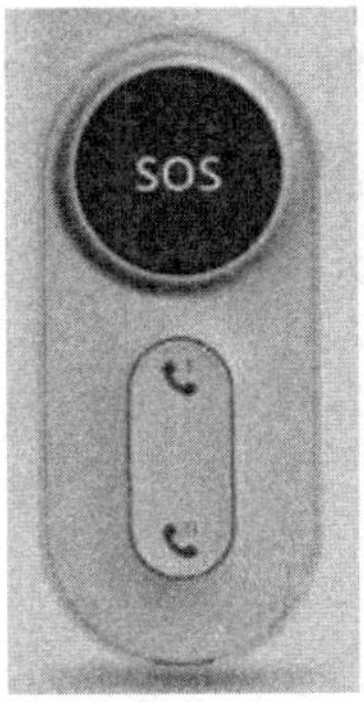

图 1-2-3　紧急呼救器

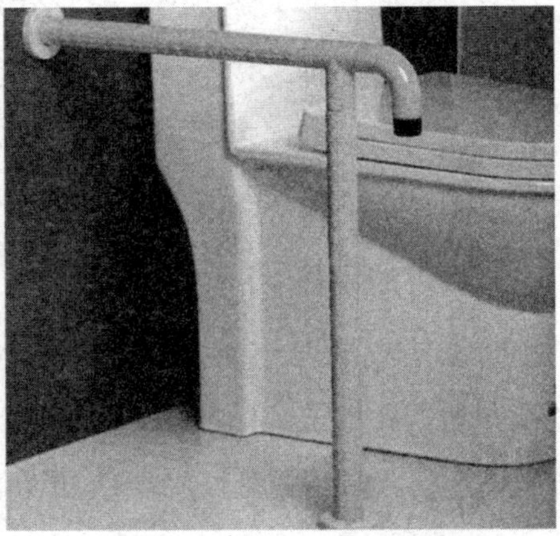

图 1-2-4　无障碍扶手

3. 离床报警器

利用感应垫感应到老年人离床，在 2 秒内迅速反应，发出警报，养老护理员可以及时发现意外情况，及时处理（如图 1-2-5 所示）。

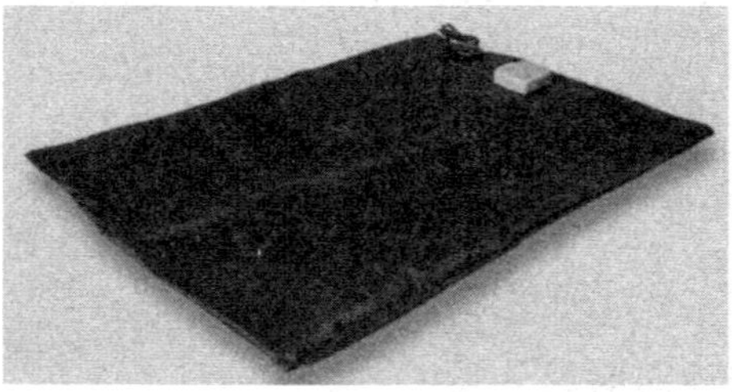

图 1-2-5　离床报警器

第二节　认知训练

学习要点

1. 轻、中度认知功能障碍的记忆力等训练的基本方法。
2. 轻、中度认知功能障碍的定向力等训练的基本方法。

一、轻、中度认知功能障碍老年人记忆力训练指导

（一）认知障碍与痴呆

认知障碍是以认知功能下降以致影响日常生活活动和社会功能为特征的一组临床综合征。老年痴呆是一种多发生于老年期由大脑神经系统退化引起的综合征，表现为记忆、理解、判断、推理等多种认知功能障碍，同时伴有幻觉、妄想、人格改变和精神行为异常，包括阿尔茨海默病、血管性痴呆和混合型痴呆等。

（二）认知障碍的评估

简明精神状态检查量表（Mini-Mental State Examination，MMSE）是较全面的、有代表性的认知功能评估工具，在国际上被广泛应用。

MMSE 量表是临床常用的简便综合认知功能筛查量表，也是在国际上使用频率最高的认知功能评估工具。该量表涉及定向力、记忆力、注意力和计算力、回忆、语言 5 个方面的内容，共 30 项，每项 1 分，共 30 分。由检查者发出指令，受检者

逐一完成指令，根据受试者的完成情况进行评分，得分越高说明认知功能越好。分数在 27~30 分为正常，若分数<27 分为存在认知功能障碍；文盲得分≤17 分可界定为痴呆，小学学历者得分≤20 分可界定为痴呆，中学学历者（包括中专）得分≤22 分可界定为痴呆，大学学历者（包括大专）得分≤23 分可界定为痴呆，其中 MMSE 得分≤9 分可界定为重度痴呆。

（三）认知障碍训练意义

认知障碍训练可以刺激老年人的大脑，可改善其认知功能和日常生活活动能力，减少负性情绪。

（四）记忆力训练内容

1. 远期记忆训练

养老护理员或家属多陪老年人一起看过去的日记、奖状、照片等，陪老年人回忆过往，讲述过去的经历。

2. 近期记忆能力训练

采取记门牌号、床号、他人年龄、日期，重述电话号码，回忆刚刚看见的物品名称等方法，锻炼老年人瞬时记忆能力。

3. 延迟记忆能力训练

养老护理员提供引导老年人记忆一串数字或简单信息，并按一定时间间隔要求老年人复述数字或者信息，重复多次操作并逐渐延长间隔时间，训练其延迟记忆能力。

（五）记忆力训练方法

1. 物品再认训练

- 准备老年人生活中常用到的物品，如笔、盒子、相机、手机、水果等。养老护理员告知老年人即将为其进行记忆力训练，拿出一件物品，请老年人认真观看 30 秒，其间与老年人交流这件物品与老年人的联系，并请老年人说出物品的名字，也可以问是否有特殊的意义等。
- 请老年人闭眼 5~10 秒，此时可将这件物品与其他物品混在一起。
- 将几件物品摆在老年人面前，请老年人找出刚才看过的物品。如果老年人不能很快找到，可以提示是一种水果。如果是他喜欢吃的，也可以提示是他喜欢吃的水果。
- 老年人正确找到物品后，给予其表扬和奖励，以提高老年人继续训练的信心。
- 根据老年人的精神状态，可以继续更换另一件物品，按上述的方法继续训练，也可以稍事休息。

2. 回忆能力训练

- 准备数字卡片，养老护理员告知老年人即将为其进行记忆力训练。
- 将任意3张数字卡片组合在一起，请老年人辨认并复述，多次练习后，逐次增加一位数字，并请老年人辨认并复述，直到不能复述为止。最好按照由易到难的顺序进行训练。
- 在老年人进行训练的过程中，肯定和表扬老年人的良好表现，如果老年人出现畏难情绪，可以在练习过程中给予其提示，练习结束后表扬并感谢老年人的积极参与。

二、轻、中度认知功能障碍老年人定向力训练指导

（一）定向力障碍的概念

所谓的定向力障碍，指的是对于人物、地点、时间或者环境的定向力出现问题。

时间定向障碍：指老年人分不清具体时间，如分不清上午、下午等。

地点定向障碍：指老年人分不清自己所在的具体地点，如认为养老机构是自己的家，认为工厂是学校。

人物定向障碍：指老年人分不清周围其他人的身份以及与家属的关系，如认为养老护理员是自己孙女等。

（二）定向力训练的方法

1. 时间定向力训练

养老护理员可选择生活中常见的物品对老年人进行定向力训练，如利用日常生活中常见的大指针的时钟帮助老年人进行时间定向力训练，询问老年人现在是几点，一个小时前是几点，早饭、午饭、晚饭几点就餐，通过那种以日期为分页的日历也可以帮助老年人训练定向力。可以让老年人时不时地对日历进行观察，然后自己慢慢地知道时间和日期。

2. 人物、地点定向力训练

养老护理员展示与老年人相关的照片，询问老年人照片中的人或者地点是谁或者是哪里，训练过程中可以提示老年人照片中是谁，以及与老年人的关系；或者照片中的地点是哪里，前后左右有哪些物品，等老年人可以复述图片内容后，将图片收起，1分钟后再展示图片，询问上述内容。

第三章　心理支持

第一节　沟通交流

学习要点

1. 非语言沟通交流的常用方法。
2. 冲突发生的过程和沟通的注意事项。

一、与功能受损老年人沟通

（一）功能受损老年人的心理特点

感觉功能受损的老年人对外界的信息很难正确迅速地接收，因此容易产生各种误解。有的老年人往往对外界信息刺激不闻不问，愿意闭门独居，长此下去，无形中使自己周围的世界变得狭小了。另外，感觉功能受损的老年人容易将自己陷入极其狭小的范围内，甚至与世隔绝。

运动功能受损的老年人由于体力的下降，健康的丧失，身心功能的衰退，加之感觉“老了”的心理，种种错综复杂的原因相加，会感到失去生活的价值。

（二）关注老年人的心理状况

应提高对老年人心理状况的重视程度，增加老年人与社会沟通交流的平台，帮助老年人实现自身的社会价值，通过健康教育、心理疏导、娱乐活动的方式改善老年人的心理状态，提高老年人的心理健康状况。

（三）介绍自己和交谈流程

介绍自己，是养老护理员与老年人建立良好关系的第一步。养老护理员应面带微笑向老年人介绍自己的姓名，请老年人在需要时向自己寻求帮助。交谈的流程通常包括打招呼、介绍姓名、询问老年人的需求、安抚老年人并告知接下来要做的事情和目的、道别等。

（四）尊重个性化，避免歧义和误解

养老护理员在沟通交流时应尊重老年人的个性化特征，认真倾听其需求，适时与老年人确认，避免歧义和误解。

（五）注重时机

养老护理员可以在引起老年人的兴趣之后引入目标话题，这样不容易引起对方的反感，也能让彼此在融洽、轻松的氛围中轻松交流，还可以适时地对对方的话作出积极的回应。恰当的沟通时机还包括要把握好沟通的火候，根据对方的反应调整话题，要让内容有所节制，避免因毫无重点地喋喋不休而忽略了对实质问题的讨论，也能不断刺激对方，让其更好地融入话题之中。

（六）使用目光、神情与着装等非语言沟通方法

非语言沟通是伴随着语言沟通而发生的一些非词语性的表达方式和行为的沟通方式。非语言沟通包括目光、神情与着装等。养老护理员要达到持续而有效的沟通，必须强化非语言沟通方式。

1. 目光

目光是人在交往时一种深情的、含蓄的无声语言，往往可以表达有声语言难以表现的意义和情感。在整个交谈过程中，与对方目光接触应该累计达到全部交谈过程的 50%～70%，其余 30%～50%时间，可注视对方脸部以外 5～10 米处，这样比较自然、有礼貌。

2. 神情

通过神情可以表达和识别快乐、悲伤、惊奇、恐惧、生气、厌恶的情感。养老护理员应保持神情自然，用真诚的微笑面对老年人，避免出现厌恶、急躁、不耐烦等表情。适时夸大面部表情以传达惊喜、关怀、担心等情绪。谈话时要面对老年人，以便相互之间能看到对方的面部表情，增强沟通的效果。

3. 着装

着装在沟通交流中起着重要的作用，可以在一定程度上展现个人身份地位、职业、形象、喜好等，既是与人沟通的第一桥梁，也是人与人视觉的第一问候语。一身合宜的服装打扮会让老年人对你产生好感和信赖感。

（七）以积极、乐观、同理的态度进行沟通

一个良好的心理状态往往能够传播给他人，一个健康的心态使一个人看起来更富有魅力。积极、乐观的心态更有利于养老护理员与老年人的沟通。以同理的态度

沟通就是要站在老年人的角度考虑问题，通过认同、赞美、转移和反问的方式，站在对方的立场上去思考应该怎么想、怎么做。

（八）注意沟通效果

在沟通过程中，养老护理员应注意沟通效果的评价，并及时调整沟通策略，以保证高效顺畅的沟通效果。

二、化解冲突的沟通方式

（一）冲突的基本概念

冲突是个人或群体内部，个人与个人之间，个人与群体之间，群体与群体之间互不相容的目标、认识或感情，并引起对立或不一致的相互作用的任何一个状态。

（二）冲突产生的原因和过程

1. 冲突产生的原因

（1）来自老年人

老年人因高龄、孤独、生活刺激等，容易愤怒、焦虑、抑郁、情绪不稳定；失智老年人的认知功能障碍、行为异常，可能会导致与他人发生冲突。

（2）来自老年人家属

个别家属对养老护理员轻视、不尊重、不理解，影响养老护理员的正常工作和情绪，可能会导致家属与养老护理员发生矛盾、产生冲突。

（3）来自养老护理员

养老护理员工作强度大、节奏快，有时不能良好地调节情绪，在遇到问题时带着情绪工作，易导致沟通无效，引起冲突。

2. 冲突的过程

（1）潜在的对立或不一致

在这个阶段，双方产生了可能发生冲突的条件，这些条件不一定导致冲突，但它们是冲突产生的必要条件。

（2）认知和个性化

在这个阶段双方对相互的不一致有了情感上的投入，潜在的对立显现出来。

（3）行为意向

行为意向介于一个人的认知、情感和外显行为之间，它指的是双方有了从事某种特定行为的决策。

（4）行为

行为阶段包括冲突双方进行的说明、活动和态度。冲突行为是公开地试图实现冲突双方各自的愿望而发生冲突。

（5）结果

冲突的结果有两个，要么使组织功能正常，提高了组织的工作绩效；要么使组织功能失调，降低了组织的工作绩效。

3. 冲突的应对和沟通

- 学会共情，保持微笑，并保持轻松且善解人意的说话口吻。
- 安抚冲突双方，倾听其诉说。
- 带离冲突双方，并转移各自的注意力，营造良好的交流环境。
- 调解过程中应保持中立。

第二节　心理辅导

学习要点

1. 压力的应对方法。
2. 老年人常见的异常心理及处理方法。
3. 老年人心理及情绪变化的应对技巧。

一、应对岗位工作压力

（一）识别养老护理员与老年人压力来源

1. 养老护理员压力来源

- 工作性质。照护工作的长期性与重复性容易使养老护理员产生压力性反应。
- 社会认同。受传统观念的影响，养老护理员的职业认同感较低。

2. 老年人压力来源

- 由于年龄增长和自身疾病的影响，老年人身心功能衰退。
- 随着时代发展，老年人难以适应新的生活方式，如智能电子设备的使用等，产生较大的心理压力。
- 家庭经济负担、家庭成员的矛盾给老年人造成心理压力。

3. 养老护理员的压力应对方法

- 保证充足的休息。
- 在面对生理、心理、家庭等特殊情况时，及时与同事及上级领导沟通。
- 在面对与老年人之间的冲突时，理解包容，并及时寻求帮助。
- 充分认识养老护理员的职业价值。

4. 老年人的压力应对方法

- 注意观察老年人情绪变化。
- 增加对老年人的陪伴，及时开展心理疏导。
- 鼓励老年人积极参加集体活动，鼓励其结交朋友、培养兴趣爱好。
- 指导老年人如何使用电子设备及智能出行方法。
- 指导并帮助老年人与家人沟通。

（二）分析评估岗位工作压力

分析岗位工作压力产生的原因，包括已表现出的岗位工作压力和潜在岗位工作压力；评估压力的程度和养老护理员既往的应对办法。

二、指导老年人自我解压

（一）生活压力的来源

1. 生理功能减退

随着年龄的增长，老年人身体变得虚弱，视力、听力等功能随之下降，容易误解他人的意思，出现敏感、猜疑甚至有心因性偏执观念。生理功能的减退使老年人难以适应时代的快速变化。

2. 家庭、社会关系

由于社会地位的改变，可使一些老年人发生心理变化，如孤独感、抑郁等。离退休后，老年人的主要活动场所由工作单位转为家庭。家中子女与老年人存在代沟，沟通也存在障碍，使老年人存在压力。

3. 疾病

有些疾病也会使老年人产生压力。如脑卒中等使老年人卧床不起，生活不能自理，还会造成巨大的经济负担。

（二）指导老年人自我解压的措施

1. 提高老年人自身应对压力的能力

向老年人进行心理健康知识的宣教和心理指导，使老年人正确认识生活压力，掌握自我调节技巧，尽可能减少压力因素的侵扰，提高应对压力和挫折的防范能力。

2. 鼓励老年人参加集体活动

根据老年人的肢体活动情况和认知水平，鼓励并指导老年人参加音乐活动、律动操、园艺活动等集体活动，可以舒缓压力，改善老年人的情绪状态。

3. 正念训练

通过正念训练转变老年人的思维模式，使其注意力不再局限于正在思考的事物中，而是转移到对自己身体的感觉、情绪状态的体验上来，让自己站在一个客观的角度观察和看待自己的想法，避免陷入自动思维中。正念减压训练可以改善老年人负性情绪体验，减少负性情绪反应，提高自身情绪调节能力。

4. 呼吸训练

呼吸训练可以通过改善老年人的自主神经系统功能，降低其应激反应，也可以缓解其焦虑、抑郁等负性情绪，缓解精神压力。

三、识别老年人异常心理活动

（一）老年人常见的异常心理

1. 孤独

易感孤独的老年人群常见于空巢老年人、丧偶老年人、独居老年人。可表现为消极低落、不愿参与集体活动，伴有明显的失落感及对社会家庭均“无用”的心理倾向。

2. 抑郁

表现为情绪异常、寡言少语、表情呆板、喜欢独处，回避与他人的目光交流，对周围事物兴趣索然、社会交往减少，严重者可能会有自杀倾向。

3. 焦虑

常表现为紧张、坐立不安、不知所措、对外界缺乏兴趣、有时激动失态，躯体表现为心跳加快、胸闷、口干、腹痛、尿频、大汗淋漓、全身疲乏。部分老年人还伴有失眠、早醒、手抖、手指震颤或有麻木感，食欲减退、头晕眼花等症状。

4. 恐惧

面对特定对象或场景，表现为情绪特别紧张、激动不安、思维和行为失去控制，躯体表现为心跳加快、口渴、出汗、神经质手抖。

5. 多疑

表现为疑虑自己身体有病、怀疑别人偷东西、对自己不友好、议论自己，在公共场合感到局促，有语言攻击的情况，与周围人员关系紧张。

（二）运用量表评估老年人抑郁和老年人焦虑障碍

1. 运用量表评估老年人抑郁

可以使用老年抑郁量表评估老年人的抑郁情况（见表1-3-1）。

表1-3-1 老年抑郁量表（GDS）

	选择最切合您最近一周以来的感受的答案	是	否
1	您对生活基本上满意吗	0	1
2	您是否已经放弃了许多活动和兴趣	1	0
3	您是否觉得生活空虚	1	0
4	您是否常感到厌倦	1	0
5	您觉得未来有希望吗	0	1
6	您是否因为脑子里有一些想法摆脱不掉而烦恼	1	0
7	您是否大部分时间精力充沛	0	1
8	您是否害怕会有不幸的事落到头上	1	0
9	您是否大部分时间感到幸福	0	1
10	您是否常感到孤立无援	1	0
11	您是否经常坐立不安，心烦意乱	1	0
12	您是否希望待在家里而不愿意去做些新鲜事	1	0
13	您是否常常担心将来	1	0
14	您是否觉得记忆力比以前差	1	0
15	您觉得现在生活惬意吗	0	1
16	您是否常感到心情沉重、郁闷	1	0
17	您是否觉得像现在这样生活毫无意义	1	0
18	您是否常为过去的事忧愁	1	0

续表

	选择最切合您最近一周以来的感受的答案	是	否
19	您觉得生活很令人兴奋吗	0	1
20	您开始一件新的工作困难吗	1	0
21	您觉得生活充满活力吗	0	1
22	您是否觉得您的处境毫无希望	1	0
23	您是否觉得大多数人比您强得多	1	0
24	您是否常为些小事伤心	1	0
25	您是否常觉得想哭	1	0
26	您集中精力困难吗	1	0
27	您早晨起来很快活吗	0	1
28	您希望避开聚会吗	1	0
29	您作决定很容易吗	0	1
30	您的头脑像往常一样清晰吗	0	1

表现为抑郁的评分为：

回答为“否”的属于是抑郁反映的问题：1，5，7，9，15，19，21，27，29，30。

回答为“是”的属于是抑郁反映的问题：2，3，4，6，8，10，11，12，13，14，16，17，18，20，22，23，24，25，26，28。

一般来讲，在最高分 30 分中，得 0～10 分可视为正常范围，即无抑郁；11～20 分显示轻度抑郁；21～30 分为中重度抑郁。

2. 运用量表评估老年人焦虑

可以使用广泛焦虑量表评估老年人的焦虑情况（见表 1-3-2）。

表 1-3-2　广泛焦虑量表

根据过去两周的状况，请您回答是否存在下列描述的状况及频率，请看清楚问题后，在符合您的选项前的数字上面画√。

	完全不会	好几天	超过一周	几乎每天
1. 感觉紧张，焦虑或急切	0	1	2	3
2. 不能够停止或控制担忧	0	1	2	3

续表

	完全不会	好几天	超过一周	几乎每天
3. 对各种各样的事情担忧过多	0	1	2	3
4. 很难放松下来	0	1	2	3
5. 由于不安而无法静坐	0	1	2	3
6. 变得容易烦恼或急躁	0	1	2	3
7. 因感到似乎将有可怕的事情发生而害怕	0	1	2	3

总分=＊＊＊分（说明：请根据上表各条目得分计算总分）

评分规则：每个条目 0~3 分，总分就是将 7 个条目的分值相加，总分值范围在 0~21 分之间

0~4 分	没有焦虑	5~9 分	轻度焦虑
10~14 分	中度焦虑	15~21 分	重度焦虑

四、老年人心理、情绪变化的应对方法

（一）有效陪伴方法

陪伴老年人应该投其所好，根据老年人的兴趣爱好和性格特点选择陪伴的方式。例如，有的老人喜欢唱戏，可以每周陪伴老人看一场戏曲；或者陪着老人看看风景，同时积极倾听老年人心声，给以情感支持。只要态度诚恳友善，就是有效的陪伴。

（二）抚触方法

对老年人进行头部、面部、耳部、发根、颈部、手部及肩部抚触或按摩时，能起到舒缓紧张、减轻肉体痛苦、驱散心理压抑感的效果。养老护理员采用握手、手上游戏、拍肩、抚额等方式，或者采用人工按摩与音乐相结合的方法，可起到良好的消烦解忧、促进放松的效果，同时还可以减轻抑郁症状，改善睡眠质量。

（三）恰当的康乐活动（如坐姿柔性体操）方法

恰当的康乐活动不仅能够调节老年人的情绪，增强记忆，提高认知能力，还可以发展老年人的兴趣爱好，促进老年人之间的交流，扩大交际圈。

坐姿柔性体操的流程包括：

- 预备姿势（双手平放在桌子上，臀部坐在凳子 1/2 的位置，头往上顶，依次通过腰、颈、头部）。

- 颈部运动（颈部依次向前、后、左、右运动，运动时要用力并有节奏）。
- 颈部绕环。
- 下颚前伸后收。
- 颈部向前下压后，向后、向左、向右依次下压。
- 颈部左右转动，盯点（分开练习后，分组练习盯点）。
- 放松运动（搓手、洗脸，身子坐直，面带微笑）。
- 搓耳、压耳运动（双手手指打开，握住后颈部，掌心压住耳朵，先由上往下搓耳，再用掌心压耳）。
- 肩部运动（先左肩，再右肩，最后是双肩运动）。
- 压手指运动（双手十指张开，左右手指相对用力有节奏地压）。
- 合掌上下抬臂运动。
- 双手上举（依次向前、后、左、右运动）。
- 放松运动（双手平放在桌上，深呼吸）。

（四）放松训练法

以音乐放松疗法为例，方法如下：

- 让老年人坐椅子上或摇高床头，取舒适体位。
- 根据老年人评估时的情绪状况选择适合的音乐，并使音乐声量适宜。忧郁时，可选用欢快、自然、舒缓的音乐，如《空山鸟语》《彩云追月》《花伞舞曲》，莫扎特的《第 40 号交响乐》等；急躁时，可选用宁静、缓解压力的音乐，如琴曲《梅花三弄》《流水》，海顿的组曲《焰火音乐》，二胡曲《空山鸟语》《云水禅心》等；紧张恐惧时，可选用轻柔、舒缓的音乐，如班德瑞《雨的印记》《寂静的山林》《卡布里的月光》等，指导老年人配合音乐做呼吸训练。
- 与老年人沟通放松后的情绪和感受。

（五）人生回顾法

根据老年人的实际情况，借助访谈提纲，通过有指导的双方对话，帮助老年人回忆自己过往的经历，其中既包括成功的事件，也包括不愿回忆起的事件。找出问题产生的原因，并通过肯定自己的成就找到解决问题的方法，提高老年人解决问题的能力，进而增强老年人的自信心。

第四章　培训指导

第一节　理论培训

学习要点

1. 老年人自我照护的常用知识。
2. 老年人照护的常用知识。
3. 四级/中级工、五级/初级工级别人员常用知识。

一、对老年人和家属进行照护知识培训

（一）老年人自我照护的常用知识

自我照护是老年人在基于个人对健康的定义和健康风险因素理解的基础上，对如何促进健康、保护健康、应对健康损害而自主采取的行动。

老年人自我照护常用知识主要集中在生活照护的知识方面，此外还有一小部分基础照护、康复服务和心理支持方面的内容（见表 1-4-1）。

表 1-4-1　老年人自我照护的常用知识

照护任务	知识要求
清洁照护	老年人清洁照护知识 老年人口腔卫生知识、义齿的一般养护知识 老年人口腔清洁的方法及注意事项 老年人身体清洁的基本种类和方法
穿脱衣物	老年人穿脱衣服的方法、要求和注意事项 简易矫形器等辅助器具的穿脱方法和注意事项
饮食照护	老年人进食、进水体位摆放方法及要求 老年人进食、进水方法
排泄照护	老年人排泄基本知识

续表

照护任务	知识要求
睡眠照护	老年人睡眠的特点 老年人睡眠障碍相关知识
环境清洁	保持舒适环境的基本方法
感染防控	环境及物品清洁概念和基本方法 手部清洁的重要性和基本方法

（二）老年人照护的常用知识

老年人的家属等非专业人员有时也需要为老年人提供照护，因此，也需要掌握一些常用的老年人照护知识，同样主要集中在生活照护的知识方面，此外还有一小部分基础照护、康复服务和心理支持方面的内容（见表 1–4–2）。

表 1–4–2　非专业人员照护老年人的常用知识

照护任务	知识要求
清洁照护	老年人清洁照护知识及观察要点 老年人口腔卫生知识、义齿的一般养护知识 老年人口腔清洁的方法及注意事项 老年人身体清洁的基本种类和方法
穿脱衣物	老年人穿脱衣服的方法、要求和注意事项 简易矫形器等辅助器具的穿脱方法和注意事项
饮食照护	老年人进食、进水体位摆放方法及要求 老年人进食、进水方法及观察要点 常见老年人膳食种类和摄入量 老年人常用饮食类型 老年人食品加工的基本方法
排泄照护	老年人排泄基本知识及观察要点 大小便器具及辅助用品的正确使用方法
睡眠照护	老年人睡眠的特点 老年人睡眠环境问题评估知识 老年人睡眠障碍相关知识 老年人睡眠指导知识
环境清洁	保持舒适环境的基本方法 整理、更换床单位的操作方法
感染防控	环境及物品清洁概念和基本方法 手部清洁的重要性和基本方法
体位转换	老年人常见体位及摆放原则 助行器、轮椅等辅助器具使用方法和注意事项
功能促进	老年人基础性日常生活活动和工具性日常生活活动康复方法和注意事项 老年人简易康复器材使用 日常生活类辅助器具种类和使用方法

（三）老年人和家属等非专业照护者基本培训方法

培训环节一般情况下有新知导入、新课教学、新课巩固、教学活动、课后拓展和课堂小结等。在培训过程中各环节目的均不一样（见表 1-4-3）。

表 1-4-3　培训的关键环节及注意事项

培训的关键环节	
环节	目　的
新知导入	提高非专业照护者的兴趣和注意力，通常可以选择合适的情景案例，以图片或故事的形式进行介绍，时间一般为 2~3 分钟
新课教学	根据非专业照护者的特点、知识储备等情况，选择讨论、论证等多种教学方法，突出重点，突破难点
新课巩固	通常采用提问、讨论、角色扮演等方法来判断非专业照护者是否真正理解和掌握学习内容，时间一般为 15 分钟
教学活动	根据教学的重点和难点，组织课堂讨论，可以选择适当的问题，并要求非专业照护者回答
课后拓展	为非专业照护者提供可选择的作业内容，包括概念，造成问题的关键和难点，扩展阅读的内容
课堂小结	培训课程结束前的总结是对培训进行全面的回顾，强化本课程的目标、重点和难点
注意事项	（1）在培训过程中，要注意根据非专业照护者的学情分析，及时转变调整培训目标 （2）在实施培训的过程中，要依据目标，遵循教材，循序渐进，相互学习 （3）合理掌握培训学时，注意在导入、重点、难点等关键环节的学时分配

二、对四级/中级工、五级/初级工级别人员进行照护知识培训

（一）理论知识培训概述

理论培训是提高中级及以下级别养老护理员理论水平的一种主要方法。这种培训的具体形式大多采用短训班、专题讨论会等形式。

（二）常见教学法及其应用

1. 理论讲授教学法

理论讲授教学法属于传统的培训方法，是指高级养老护理员通过语言表达将知识系统地传授给中级、初级养老护理员，经常与其他教学方法结合使用。一般需要

组织学员到培训场所分批进行面授教学，其优点是信息密度高，使学员能在短时间内获得更多的知识，有利于大面积培训学员。学员可以直接面对培训老师提出疑难问题，可以直接在课堂上相互讨论交流，培训环境要求不高，平均培训费用较低。但是如果学员人数多，很难实现因材施教、开展个性化教学；也会导致课堂交流不充分，反馈信息有限等。

2. 真实情景案例分析法

真实情景案例分析法是通过对学员如何处理疑难问题的书面描述，让学员对案例进行分析和评价，并提出解决问题的建议和方案。生动的案例可以提高学员的学习兴趣，提高教学效果。案例教学的目的是培养学员处理问题的能力，帮助他们学会如何处理各种突发事件。

（三）理论知识培训教学的组织与实施

1. 教案内容的设计

通过培训任务及课程评估，开展培训内容的设计，主要包括培训项目、课程名称、培训时间、课程目的、教学目标、培训学时、培训对象。课程内容的设计包括培训对象、课程类型、课程重点、课程难点、教学过程、课程提纲、教具准备、板书设计等几个方面。

2. 培训实施的关键环节设计

培训实施的关键环节设计主要是教学方法和活动的设计，包括对旧课的复习、新课引入的设计、课堂提问方式的设计、课堂语言的设计、课堂小结的设计。

（1）旧课复习、新课引入的设计

旧课复习、新课引入是培训课程开始时的语言设计，不同的设计，会产生不同的教学效果。可考虑采取的方法有以图片开场、以录音故事开场、以电视故事开场等多媒体手段。

（2）课堂提问方式的设计

如分组讨论、案例分析、演示操作、观看录像、角色扮演、相互访谈、小组辩论等形式。

（3）课堂语言的设计

如何选择知识的载体很重要。可以通过语言讲解知识，利用声音作用于学员听觉，也可以利用文字符号表达在 PPT（演示文稿软件）上，还可以通过阅读作用于学生的视觉。

(4) 测试题的设计

测试题的设计应该考虑三个方面的因素：本课程的重点内容、难点内容、需要思考的问题。

(5) 演示 PPT 幻灯片的设计

演示 PPT 幻灯片的设计也是实施培训的重要环节，包括开场方法、重点难点讲解方法、组织讨论方法、作业布置（说明如何布置书面或口头作业）、课后反思等。

(四) 四级/中级工、五级/初级工级别人员的常用照护知识

高级养老护理员需要对中级、初级养老护理员进行知识培训，因此需要了解中级、初级养老护理员的常用知识（见表 1-4-4）。

表 1-4-4 四级/中级工、五级/初级工常用知识

照护任务	知识要求
清洁照护	老年人清洁照护知识及观察要点 老年人口腔卫生知识、义齿的一般养护知识 老年人床上洗浴要求及注意事项 老年人会阴清洁注意事项 老年人口腔清洁的方法及注意事项 老年人身体清洁的基本种类和方法及特殊情况的处理方法
穿脱衣物	老年人穿脱衣服的方法、要求和注意事项 简易矫形器等辅助器具的穿脱方法和注意事项
饮食照护	老年人进食、进水体位摆放方法及要求 老年人进食、进水方法及观察要点 老年人进食、进水的风险识别 常见老年人膳食种类和摄入量 老年人常用饮食类型 老年人食品加工的基本方法 老年人鼻饲进食的基本知识 噎食、误吸救护知识
排泄照护	老年人排泄基本知识及观察要点 大小便器具及辅助用品的正确使用方法及注意事项 大小便的性状、颜色和异常情况 开塞露、人工取便及其他辅助方法的操作要点及注意事项 造瘘袋更换的方法及注意事项 尿量记录的方法
睡眠照护	老年人睡眠的特点 协助老年人睡眠的基本方法及观察要点 老年人睡眠环境问题评估知识 老年人睡眠障碍相关知识 老年人睡眠指导知识

续表

照护任务	知识要求
环境清洁	保持舒适环境的基本方法 整理、更换床单位的操作方法和注意事项 消毒隔离的基本知识 消毒隔离的原则和基本方法 垃圾分类的处理方法及原则
失智照护	失智的基本概念和失智老年人照护原则 失智老年人照护的基本方法及注意事项 失智老年人的常见异常行为表现及应对措施 失智老年人安全环境的基本要点
体征观测	测量生命体征的方法及观察要点 测量体重的方法及注意事项 测量生命体征的方法及观察要点 测量体重的方法及注意事项 测量血糖的方法及观察要点
护理协助	老年人保暖和物理降温的操作方法及注意事项 老年人皮肤观察知识 压疮的基本知识和预防 Ⅰ度压疮的处理方法 叩背的基本方法 胃管、尿管、气管切开及造瘘口的照护方法及注意事项 标本留取的方法及注意事项 陪同就医的基本内容和流程 Ⅱ度压疮老年人的照护知识
感染防控	环境及物品清洁概念和基本方法 手部清洁的重要性和基本方法 老年人常见传染病的预防方法 消毒液的配制方法和注意事项
安宁服务	安宁照护的基本知识及注意事项 清洁遗体、整理遗物的注意事项 终末消毒的知识和方法
用药照护	口服用药的方法和注意事项 糖尿病的基本知识及血糖异常的常见症状
风险应对	老年人跌倒、压疮、走失、噎食、误吸、烫伤、冻伤、中毒、中暑的基本知识 老年人跌倒、压疮、走失、噎食、误吸、烫伤、冻伤、中毒、中暑的防护要点 老年人跌倒、压疮、走失、噎食、误吸、烫伤、冻伤、中毒、中暑的应对方法

续表

照护任务	知识要求
体位转换	老年人常见体位及摆放原则 老年人体位安全转换方法 助行器、轮椅等辅助器具使用方法和注意事项
康乐活动	老年人常做手工活动类型和指导方法 老年人文体娱乐活动类型和指导方法 文娱性康乐活动的实施方法 老年人简易健身器材使用方法和注意事项 失智老人音乐、园艺、益智类活动方法和注意事项
功能促进	老年人基础性日常生活活动和工具性日常生活活动康复方法和注意事项 老年人压力性尿失禁的功能训练方法和注意事项 老年人简易康复器材使用方法和注意事项 老年人坐位、站立位平衡能力训练方法和注意事项 日常生活类辅助器具种类和使用方法 助行器、轮椅等辅具选择的原则
沟通交流	沟通交流的类型 沟通交流的方法
精神慰藉	老年人情绪和行为变化的特点 老年人情绪和行为变化的原因

（五）基本培训方法

基本培训方法包括理论讲授、分组讨论、案例分析、演示操作、观看录像、角色扮演、相互访谈、小组辩论等形式。

第二节　技术指导

学习要点

1. 老年人自我照护方法。
2. 老年人照护的常用技能。
3. 四级/中级工、五级/初级工级别人员常用技能。

一、老年人自我照护技能指导

（一）老年人自我照护的目的和意义

适时给老年人护理知识技能的教育及监督指导，让其完成自我的照护，而不是让老年人完全被动接受照护，从而避免其心理上产生“无用”的压力，提高其对生活的信心。

（二）老年人自我照护基本技能

老年人自我照护常用方法主要集中在生活照护的技能方面，此外还有一小部分基础照护、康复服务和心理支持方面的内容（见表 1-4-5）。

表 1-4-5　老年人自我照护的常用技能

照护任务	技能要求
清洁照护	能洗脸、洗手、洗头、梳头、剃胡须、洗脚、修剪指（趾）甲 能清洁口腔 能摘戴义齿并清洗 能独立洗澡（淋浴、盆浴）
穿脱衣物	能穿脱衣服、鞋袜 能穿脱简易矫形器等辅助器具
饮食照护	能摆放进食体位 能进食、进水 能根据疾病和特殊进食需求，选择进食类型和加工方式
排泄照护	能如厕 能观察排泄物的性状、颜色、次数及量，报告并记录异常情况
睡眠照护	能布置睡眠环境 能识别影响睡眠的环境因素，并改善 能改变不良的睡眠习惯
环境清洁	能提供舒适清洁的环境 能整理、更换床单位 能对生活环境及常用物品进行清洁消毒 能对垃圾进行分类
感染防控	能进行环境及物品的清洁 能进行手部清洁

（三）老年人自我照护技能指导方法

高级养老护理员在对老年人进行自我照护技能实际指导中，应帮助老年人分析自己的自理能力和需求。此外，根据老年人的年龄和文化程度，选择恰当的指导方法，进行讲解、演示、指导老年人的自我照护技能。同时，引导老年人积极寻求可获得的社会支持。给老年人提供有关长者自我照顾的资源及资料，且一定要定期进行回访，检查护理计划的执行情况和存在的问题。

二、对家属等非专业人员进行照护技能指导

（一）对家属等非专业照护人员进行照护指导的目的和意义

对家属等非专业照护人员进行照护指导可以使老年人的家属了解老年人照护方面的基础知识，掌握老年人照护的基本操作技能、技巧，降低照护风险，增进老年人和家属之间的交流，同时减轻家庭负担。

（二）家属等非专业照护人员进行照护的常用技能

老年人的家属等非专业人员有时也需要为老年人提供照护，因此需要掌握一些常用的老年人照护技能，主要集中在生活照护的知识方面，此外还有一小部分基础照护、康复服务和心理支持方面的内容（见表 1-4-6）。

表 1-4-6　非专业人员老年人照护的常用技能

照护任务	技能要求
清洁照护	能为老年人洗脸、洗手、洗头、梳头、剃胡须、洗脚、修剪指（趾）甲 能协助老年人清洁口腔 能协助老年人摘戴义齿并清洗 能协助老年人洗澡（淋浴、盆浴、擦浴） 能为老年人清洁会阴部 能为老年人进行口腔清洁 能为老年人进行身体清洁
穿脱衣物	能为老年人穿脱衣服、鞋袜 能协助老年人穿脱简易矫形器等辅助器具
饮食照护	能为老年人摆放进食体位 能协助老年人进食、进水 能观察、评估老年人进食、进水的种类和量 能根据老年人疾病和特殊进食需求，选择进食类型和加工方式
排泄照护	能协助老年人如厕 能协助卧床老年人使用便器排便 能为老年人更换尿布、纸尿裤，倾倒尿液 能观察老年人排泄物的性状、颜色、次数及量

续表

照护任务	技能要求
睡眠照护	能为老年人布置睡眠环境 能观察老年人睡眠状况，报告并记录异常变化 能识别影响老年人睡眠的环境因素，并提出改善建议 能照护有睡眠障碍的老年人入睡 能指导老年人改变不良的睡眠习惯
环境清洁	能为老年人提供舒适清洁的环境 能整理、更换床单位 能对老年人生活环境及常用物品进行清洁消毒 能对垃圾进行分类
感染防控	能进行环境及物品的清洁 能进行手部清洁 能正确配制和使用消毒液，进行环境及物品的消毒

（三）家属等非专业人员照护技能指导方法

技能指导的关键环节主要包括以下几个方面。

1. 示范教学

示范教学是实践指导的重要形式。高级养老护理员应认真示范每项操作流程、步骤及细节，可运用情景模拟方法，通过真人示教方法和模拟人示教方法完成。

2. 实操训练

在实操训练过程中，应强调实操分组的要求及时间的把握。可根据参加培训的人数分成若干组，每组 4~6 人，进行分组训练，以调动学员参与的积极性。

3. 案例分析

事先设计案例，选择社会关注度较高的典型案例 1~2 个，供各组自由选择。案例一般提前 1 周布置，倡导学员先查阅资料，以小组的形式进行研讨，深入理解。如遇困难或者问题，可以通过多种形式随时得到高级养老护理员的指导。

在研讨的基础上，各组形成案例分析报告，再制作课堂汇报材料和 PPT。一般每组安排 1~2 人汇报小组的讨论观点，并接受其他组和其他学员的提问和质疑，可以进一步将案例的讨论推向深入。

4. 点评总结

最后，高级养老护理员对小组讨论情况进行点评，总结经验，分析存在的不足。点评的内容包括分组训练及观摩的效果，以及存在的主要问题和改进的方法。

实践指导过程应注意示教顺序，示范演示应该边讲边做；实训分组不宜过大，每组6~8人较为适宜；形成规范化指导手册；实操过程中高级养老护理员应巡视全场，随时纠正学员出现的错误。

三、对四级/中级工、五级/初级工级别人员进行照护技能指导

（一）四级/中级工、五级/初级工级别人员常用照护技能

高级养老护理员需要对中级、初级养老护理员进行技能培训，因此需要了解中级、初级养老护理员需掌握的常用技能（见表1-4-7）。

表1-4-7　四级/中级工、五级/初级工级别人员常用技能

照护任务	技能要求
清洁照护	能为老年人洗脸、洗手、洗头、梳头、剃胡须、洗脚、修剪指（趾）甲 能协助老年人清洁口腔 能协助老年人摘戴义齿并清洗 能协助老年人洗澡（淋浴、盆浴、擦浴） 能为老年人清洁会阴部 能为老年人进行口腔清洁 能为老年人进行身体清洁，并处理特殊情况
穿脱衣物	能为老年人穿脱衣服、鞋袜 能协助老年人穿脱简易矫形器等辅助器具
饮食照护	能为老年人摆放进食体位 能协助老年人进食、进水 能观察、评估老年人进食、进水的种类和量，报告并标记异常变化 能对发生噎食、误吸情况的老年人采取应急措施，报告、寻求帮助 能根据老年人疾病和特殊进食需求，选择进食类型和加工方式 能为戴鼻饲管的老年人进食、进水
排泄照护	能协助老年人如厕 能协助卧床老年人使用便器排便 能为老年人更换尿布、纸尿裤，倾倒尿液 能观察老年人排泄物的性状、颜色、次数及量，报告并记录异常情况 能使用开塞露、人工取便及其他辅助方法协助老年人排便 能为人工造瘘的老年人更换造瘘袋 能观察留置导尿管的老年人的尿量及颜色，标记异常并及时报告
睡眠照护	能为老年人布置睡眠环境 能观察老年人睡眠状况，报告并记录异常变化 能识别影响老年人睡眠的环境因素，并提出改善建议 能照护有睡眠障碍的老年人入睡 能指导老年人改变不良的睡眠习惯

续表

照护任务	技能要求
环境清洁	能为老年人提供舒适清洁的环境 能整理、更换床单位 能对老年人生活环境及常用物品进行清洁消毒 能对感染的老年人进行床旁消毒隔离 能对垃圾进行分类和处理
失智照护	能为失智老年人提供生活照护 能协助观察失智老年人的异常行为 能识别和应对失智老年人的常见异常行为 能为失智老年人提供安全的环境
体征观测	能协助老年人测量生命体征并观察、记录 能协助老年人测量体重并记录 能为老年人测量生命体征并观察、记录 能为老年人测量体重并记录 能为老年人测量血糖并观察、记录
护理协助	能使用热水袋等为老年人保暖 能使用冰袋等为高热老年人物理降温 能观察老年人使用冷热疗法的皮肤异常变化，记录并及时报告 能为老年人翻身，能观察皮肤变化，能识别Ⅰ度压疮，处理并报告 能为老年人翻身叩背促进排痰 能观察和识别胃管、尿管、气管切开及造瘘口的异常情况，及时记录和上报 能为老年人留取二便标本 能陪同老年人就医 能协助对Ⅱ度压疮老年人作出正确的照护
感染防控	能进行环境及物品的清洁 能进行手部清洁 能进行老年人常见传染病的预防 能正确配制和使用消毒液，进行环境及物品的消毒
安宁服务	能对临终老年人提供沟通和陪伴 能进行遗体清洁、遗物整理 能进行终末消毒
用药照护	能协助老年人口服用药，观察老年人用药后的反应并及时报告 能观察老年人使用胰岛素后的血糖异常变化
风险应对	能识别老年人跌倒、压疮、走失、噎食、误吸、烫伤、冻伤、中毒、中暑的风险，及时报告并提供风险预防的措施 能发现老年人跌倒、急性创伤、肌肉骨骼关节损伤等，并立即报告
体位转换	能为老年人正确摆放体位 能协助老年人进行各种体位的转换 能使用助行器、轮椅等辅助器具协助老年人转移

续表

照护任务	技能要求
康乐活动	能示范、指导老年人手工活动 能示范、指导老年人娱乐游戏活动 能组织老年人开展文娱性康乐活动 能指导老年人使用简易健身器材进行活动 能应用音乐、园艺、益智类游戏等活动照护失智老人
功能促进	能指导老年人进行日常生活活动训练 能协助压力性尿失禁老年人进行功能训练 能指导老年人使用简易康复器材进行活动或训练 能指导老年人进行坐位或站立位平衡训练 能指导老年人使用日常生活类辅助器具 能根据老年人的身体情况选择适当的助行器、轮椅等辅具
沟通交流	能与老年人和家属沟通 能与团队成员沟通
精神慰藉	能观察老年人的情绪和行为变化 能识别老年人情绪和行为变化的原因

（二）对四级/中级工、五级/初级工级别人员组织技能指导的方法

实践指导方法是高级养老护理员与中级、初级养老护理员为了达到教学目的而开设的教学活动的总和，包括培训员的教学法和学员的学法（见表 1-4-8）。教学法由培训员、学员、知识、知识载体 4 个部分组成，特点是多样性、综合性、发展性、补偿性。

表 1-4-8　实践技能指导的常用的培训方法

培训方法	培训方法要点
启发式教学	通过问题引入、案例分析等，激发学员的学习兴趣。同时，它也可以起到承上启下的作用，提高学员的参与度和积极性
对比教学	在教学实践中，注重确定教学内容异同的逻辑思维过程和方法。例如，通过比较备用床、空置床、卧床的材料、床上用品的操作方法，有助于培养护理人员的灵活性、创造性和思维能力
图解法	利用图形或图片，激发学员的学习兴趣，也有利于学员的形象记忆、知识信息强化、知识联想和信息传递
归纳法	根据教学内容，将培训内容组织起来，把重点归纳成明确的层次，并进行总结和课后拓展安排，使学员更好地理解培训内容

参考文献

[1] 刘晓红，陈彪．老年医学［M］．北京：人民卫生出版社，2020：195.

[2] 人力资源社会保障部，民政部．养老护理员国家职业技能标准（2019 版）. http：//www. mca. gov. cn/article/xw/tzgg/201910/20191000020446. shtml.

[3] 霍晓鹏，孙红，朱宏伟，等．高龄老年住院患者跌倒预防的循证实践研究［J］．中华现代护理杂志，2016，22（5）：613-616，617.

[4] 张盼，张春华，陈美桂．居家老年人群跌倒预防策略及措施的证据总结［J］．中国实用护理杂志，2020，36（12）：950-955.

[5] 黄欢欢，苏飞月，黄琪等.《老年人跌倒预防及管理的国际指南》要点解读［J］. 军事护理，2023，40（5）：113-116.

[6] 刘翠鲜，沈志祥．跌倒的流行病学特点及其危险因素［J］．中国老年学杂志，2012，32（17）：3837-3839.

[7] 吴艳，李菲菲．住院精神疾病患者噎食风险评估表的设计与应用［J］．护士进修杂志，2013，28（5）：442-444.

[8] 王冲，李菲菲，许冬梅．精神疾病住院患者噎食风险评估与护理对策［J］. 中华现代护理杂志，2011，17（9）：1051-1053.

[9] 陆涛，吕国平，石延军，等．重症患者转运担架车的研究与应用［J］．东南国防医药，2007，9（5）：344-345.

[10] 付丽华．安全护理意识在搬运骨折病人中的体现［J］．华北国防医药，2005，17（3）：212-213.

[11] 安琪，鲁玉修．冻疮的治疗与防护［J］．中国医药指南，2012，10（10）：16-18.

[12] 李涛，郝岱峰，柴家科．冻伤防治研究进展［J］．人民军医，2009，52（7）：467-468.

[13] 陈文，胡旭婧，江莹，等．“以人为中心”的失智照护单元起居空间设计研究［J］．建筑与文化，2021（8）：211-215.

[14] JACKSON T A，WILSON D，RICHARDSON S，et al. Predicting outcome in

older hospital patients with delirium: a systematic literature review [J]. International Journal of Geriatric Psychiatry, 2016, 31 (4): 392-399.

[15] 孔婵，王玫，徐嘉琦，等．“老年人谵妄、痴呆和抑郁的评估和护理”临床实践指南（2016 版）谵妄部分解读 [J]．护理研究，2021，35（15）：2633-2636.

[16] 杜雨衡．城市丧偶老年人哀伤辅导的个案工作实践 [D]．长春：长春工业大学，2019.

[17] 周舒．美国哀伤辅导的服务流程和手段 [J]．中国社会工作，2020（13）：44-45.

[18] 陈晨．哀伤辅导：养老机构住养老人适应问题的个案研究 [D]．武汉：武汉大学，2017.

[19] 王思爽，陈予宁，汪琴，等．城市老年人心理慰藉供给路径研究——以苏州为例 [J]．管理观察，2018（2）：42-45.

[20] 邸淑珍．临终关怀护理学 [M]．北京：中国中医药出版社，2017.

[21] 阎青春．养老护理员基础知识与初级技能 [M]．北京：华龄出版社，2011.

[22] 程云．老年人的临终关怀 [M]．上海：复旦大学出版社，2015.

[23] 施永兴．临终关怀学概论 [M]．上海：复旦大学出版社，2015.

[24] 北京市民政局，北京市养老服务职业技能培训学校．养老护理员中级技能：视频操作版 [M]．北京：华龄出版社，2018.

[25] 湖北省民政厅，湖北省劳动就业管理局．养老护理员的知识和技能 [M]．武汉：湖北科学技术出版社，2013.

[26] 李岚．常用认知障碍评估工具的特点与适用性 [J]．上海护理，2022，22（3）：73-75.

[27] 陈悦，徐玲，丁桂兰，高岚，张伟，翟荣慧．老年痴呆患者自我管理的研究进展 [J]．中国社会医学杂志，2022，39（3）：329-332.

[28] 李春香，陈宁，李晓龙，王钰玲，李昕，胡田玲，肖帅帅，杨玉琳，李晓洁，王守娜，罗健．洛阳市养老机构老年人心理健康状况现状及影响因素研究 [J]．中西医结合护理（中英文），2019，5（2）：36-40.

[29] 蒲昭和．抚触——促进老年病人康复的好方法 [J]．养生月刊，2005（11）：1024-1025.

[30] 沈紫云．人生回顾法对提升养老机构老年人自我效能感的干预研究 [D]．南京：南京理工大学，2021.

第二部分　操作技能

第一章　基础照护

第一节　用药照护

学习要点

1. 能喂老年人口服药，观察用药后的不良反应并记录。
2. 能为老年人使用滴眼、耳、鼻等外用药，观察用药后的不良反应并记录。

操作流程

1. 喂老年人口服药的操作流程。

准备 ➡ 核对 ➡ 沟通 ➡ 评估 ➡ 喂药 ➡ 观察、报告 ➡ 整理、记录

2. 为老年人使用滴眼、耳、鼻等外用药的操作流程。

准备 ➡ 核对 ➡ 沟通 ➡ 评估 ➡ 用药 ➡ 整理、记录

一、给老年人喂口服药

技能操作

喂老年人口服药

【案例】赵奶奶，女，83岁，208室1床，长期卧床，高血压病史25年。每日服用降压药硝苯地平10毫升，请养老护理员喂老年人口服药，观察用药后的不良反应并记录。

1. 操作流程

步骤 1：准备

①养老护理员准备：着装整洁，洁净双手。

②老年人准备：老年人平卧于床。

③环境准备：环境整洁，温湿度适宜。

④用物准备：记录单、笔、水杯（内盛温开水）、汤匙、吸管、服药单，根据需要准备研钵、量杯、滴管，根据医嘱准备药物（如图 2-1-1 所示）。

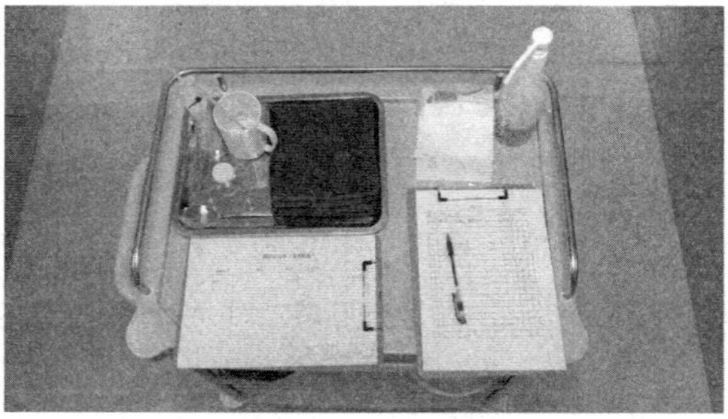

图 2-1-1　用物准备

步骤 2：核对

核对老年人及药物信息。

步骤 3：沟通

向老年人解释服药的目的及需要配合的注意事项，征得老年人同意。

步骤 4：评估

评估老年人的意识情况和配合程度；评估老年人的口腔情况和吞咽功能及肢体活动情况。

步骤 5：喂药

①为老年人摇高床头 30~45 度，取坐位或半坐位，后颈背部垫好软垫。

②核对：对照服药单，核对老年人和药物信息。

③准备温水：每 2~4 片药准备 100 毫升温水，用手腕内侧测试水温，温而不烫，约 38~40 摄氏度。

④在老年人颌下垫毛巾，协助老年人用吸管或汤匙饮用少量温开水润湿口腔及食管。

⑤用汤匙将药物放入老年人口中。

⑥喂水请老年人服下，取餐巾纸擦干口周水渍。

⑦嘱老年人张口，检查老年人是否咽下药物；再次核对老年人和药物的信息。

⑧嘱老年人保持服药体位半小时左右，再恢复舒适体位（如图2-1-2至图2-1-3所示）。

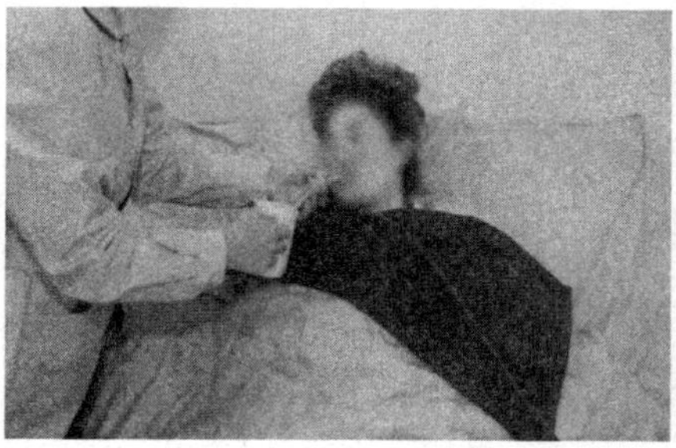

图2-1-2　协助用吸管饮水

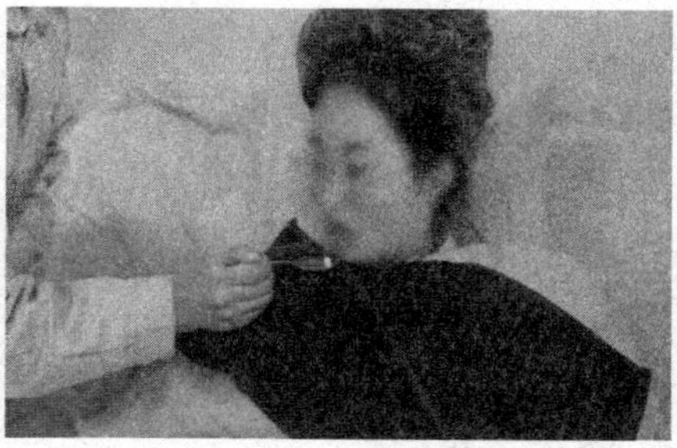

图2-1-3　喂药

步骤6：观察、报告

观察老年人服药后的反应，如有异常，立即报告医生。

步骤7：整理、记录

整理用物，放回原处；洁净双手，记录老年人服药信息、老年人的感受和反应。

照护记录单

房间号/床：208室/1床　姓名：赵×　性别：女　年龄：83岁

日期	时间	照护内容	签名
2022年2月7日	8：00	喂赵奶奶口服药，硝苯地平10毫升，赵奶奶无不适	郑×

2. 照护风险防控

- 严格遵医嘱给药，不得私自给老年人加药、停药、减药。
- 老年人对药物有疑问时，应再次核对并作出正确解释。
- 用药后发现异常，应及时报告。

二、为老年人使用滴眼、耳、鼻外用药

技能操作一

为老年人使用滴眼剂/眼药膏

【案例】王奶奶，女，80 岁，205 室 1 床，长期卧床，左侧偏瘫，高血压病史 25 年。现在左侧眼睛发红发痒，医嘱需要每日使用诺氟沙星滴眼剂，每日 2 次，每次 2 滴，请养老护理员为老年人使用滴眼剂，观察用药后的不良反应并记录。

1. 操作流程

步骤 1：准备

①养老护理员准备：着装整洁，洁净双手。

②老年人准备：老年人平卧于床，取舒适体位。

③环境准备：环境整洁，温湿度适宜。

④用物准备：记录单、笔，根据医嘱准备滴眼剂、棉签、污物杯、治疗单（如图 2-1-4 所示）。

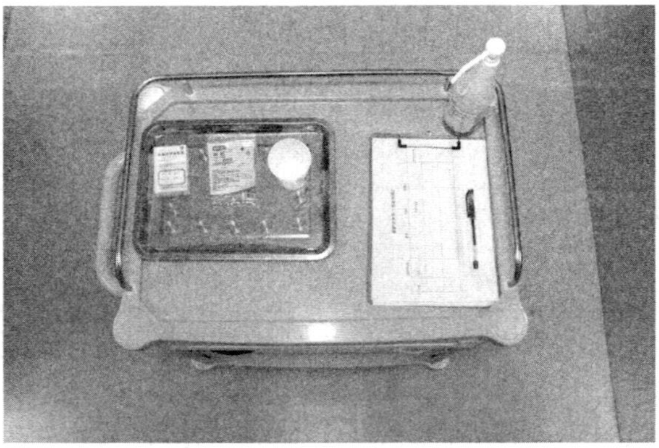

图 2-1-4　用物准备

步骤 2：核对

核对老年人及药物信息。

步骤 3：沟通

向老年人解释使用滴眼剂的目的及需要配合的注意事项，征得老年人同意。

步骤 4：评估

评估老年人的意识情况和配合程度；评估老年人的肢体活动情况；评估老年人

的过敏史；评估老年人眼部的症状，确认患眼。

步骤 5：用药

协助老年人取坐位或仰卧位。取仰卧位时，把枕头垫在老年人颈部，协助老年人头稍向后仰，眼睛向上看，执行手卫生，用棉签拭净眼部分泌物。取滴眼剂，再次核对老年人和药物信息，摇匀，打开瓶盖，盖口朝上放置，弃去第一滴于污物杯中，用手指或棉签分开上、下眼睑，暴露下结膜囊；瓶口悬空，避免接触到睫毛，防止污染，将滴眼剂滴入结膜囊内 1~2 滴；嘱咐老年人闭眼 5 分钟，转动眼球，使药液充盈在结膜囊内，并按压鼻泪管；用棉签拭去外溢滴眼剂。再次核对老年人和药物的信息（如图 2-1-5 至图 2-1-7 所示）。

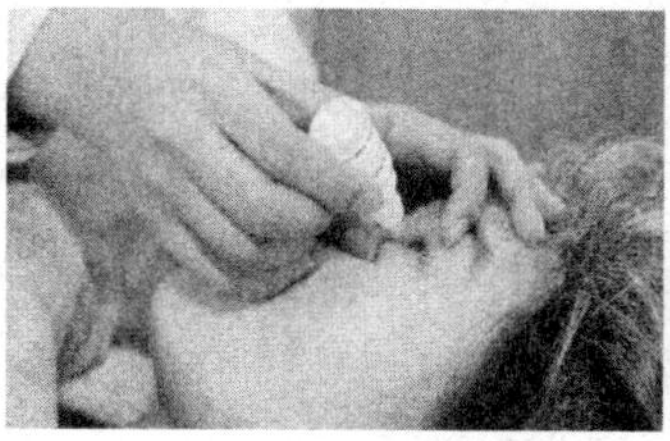

图 2-1-5　使用滴眼剂

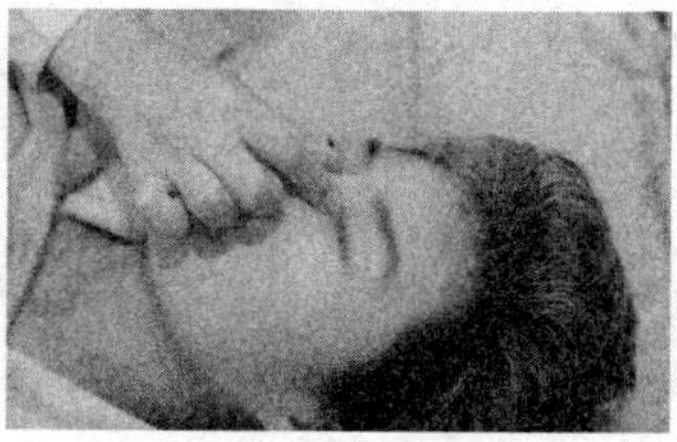

图 2-1-6　按压鼻泪管

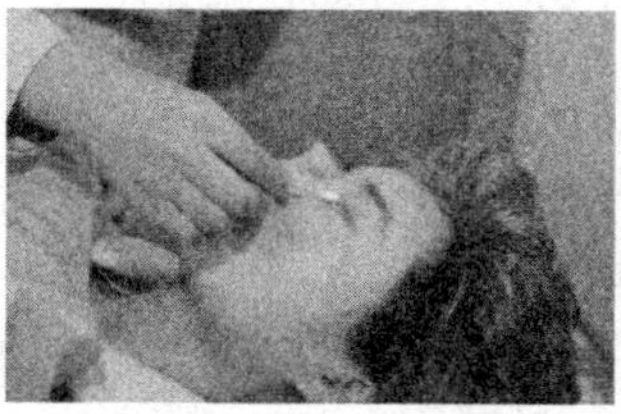

图 2-1-7　拭去外溢药液

步骤 6：整理、记录

整理用物，放回原处。洁净双手，记录老年人用药情况、老年人的感受和反应。

照护记录单

房间号/床：205 室/1 床　姓名：王×　性别：女　年龄：80 岁

日期	时间	照护内容	签名
2022 年 2 月 13 日	9：00	为王奶奶使用诺氟沙星滴眼剂，2 次/日，2 滴/次，王奶奶无不适	王××

2. 照护风险防控

- 使用前，注意查看滴眼剂/眼药膏是否在有效期内（开封后有效期 1 个月）。
- 药液瓶口应悬空，不能触及角膜。
- 药液勿直接滴在角膜上。
- 特殊眼液如生物制品眼液，需保存在冰箱里冷藏。
- 眼药膏一般在睡前使用。
- 用药后出现异常反应应及时上报。

技能操作二

为老年人使用滴耳剂

【案例】陈奶奶，女，75 岁，303 室 1 床，长期卧床，左侧偏瘫，高血压病史 25 年。现在左耳中耳炎，医嘱需要每日使用盐酸左氧氟沙星滴耳剂，每日 2 次，每次 5 滴，请养老护理员为老年人使用滴耳剂，观察用药后的不良反应并记录。

1. 操作流程

步骤 1：准备

①养老护理员准备：着装整洁，洁净双手。

②老年人准备：老年人平卧于床，取舒适体位。

③环境准备：环境整洁，温湿度适宜。

④用物准备：记录单、笔，根据医嘱准备滴耳剂、棉签、污物杯、治疗单（如图 2-1-8 所示）。

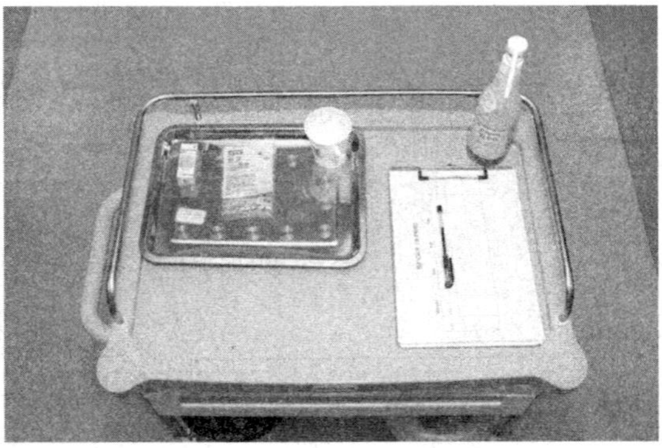

图 2-1-8　用物准备

步骤 2：核对

核对老年人及药物信息。

步骤 3：沟通

向老年人解释使用滴耳剂的目的及需要配合的注意事项，征得老年人同意。

步骤 4：评估

评估老年人的意识情况和配合程度；评估老年人的肢体活动情况；评估老年人的过敏史；评估老年人外耳道的情况和症状，确认患侧耳朵。

步骤 5：用药

协助老年人向健侧翻身，摇高床头，老年人取半卧位，患耳在上。执行手卫生，用棉签拭净患耳外耳道分泌物。再次核对老年人和药物信息，取滴耳剂，将滴耳剂在手中握紧升温，避免过凉，打开瓶帽，帽口向上放在治疗盘内，弃去第一滴于污物杯中，将耳郭拉向后上方，使外耳道变直。持药液瓶，掌跟置于耳旁固定，将药液沿耳道后壁滴入耳道内 5 滴，注意瓶口不要碰到外耳道。轻压老年人耳屏，使药液充分进入中耳，再次核对老年人和药物的信息。嘱老年人保持体位 5 分钟。协助老年人恢复舒适体位（如图 2-1-9 至图 2-1-11 所示）。

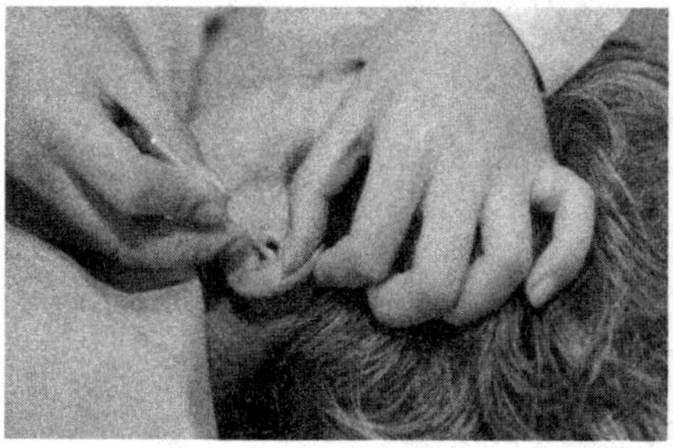

图 2-1-9　清洁外耳道

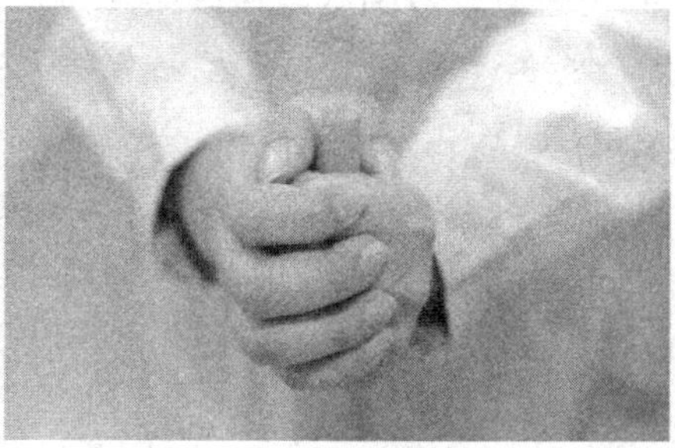

图 2-1-10　捂热滴耳剂

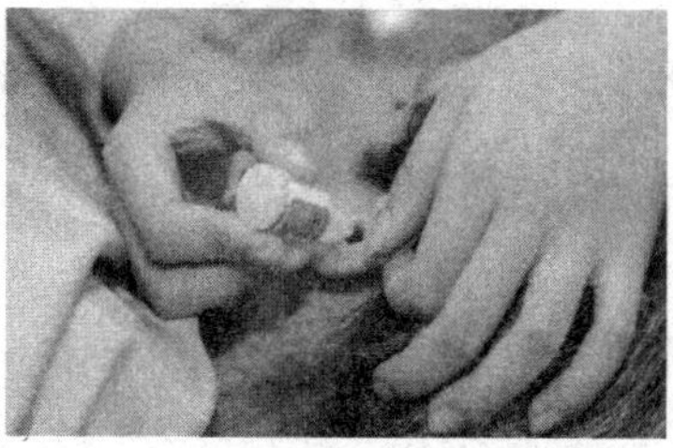

图 2-1-11　使用滴耳剂

步骤6：整理、记录

整理用物，放回原处。洁净双手，记录老年人用药情况、老年人的感受和反应。

照护记录单

房间号/床：303室/1床　姓名：陈××　性别：女　年龄：75岁

日期	时间	照护内容	签名
2022年1月10日	9：00	为陈奶奶左耳使用盐酸左氧氟沙星滴耳剂，2次/日，5滴/次，陈奶奶无不适	周××

2. 照护风险防控

- 使用前，注意查看滴耳剂是否在有效期内（开封后有效期1个月）。
- 药液瓶口应悬空，不能触及耳部皮肤。
- 如外耳道有脓液，可遵医嘱先使用过氧化氢滴耳液清洗外耳道后再滴药。
- 如双耳均需滴药，应滴完一侧后间隔5~10分钟再滴另一侧。
- 注意滴耳液温度以接近体温为宜，可以先用手将滴耳剂捂热，防止滴耳剂过冷引起老年人头晕。
- 用药后出现异常反应应及时上报。

技能操作三

为老年人使用滴鼻剂

【案例】刘奶奶，女，78岁，201室1床，长期卧床，左侧偏瘫，高血压病史25年。左侧有鼻窦炎，医嘱需要每日使用盐酸萘甲唑啉滴鼻剂，每日3次，每次2滴，请养老护理员为老年人使用滴鼻剂，观察用药后的不良反应并记录。

1. 操作流程

步骤1：准备

①养老护理员准备：着装整洁，洁净双手。

②老年人准备：老年人平卧于床，取舒适体位。

③环境准备：环境整洁，温湿度适宜。

④用物准备：记录单、笔，根据医嘱准备滴鼻剂、棉签、污物杯、治疗单（如

图 2-1-12 所示）。

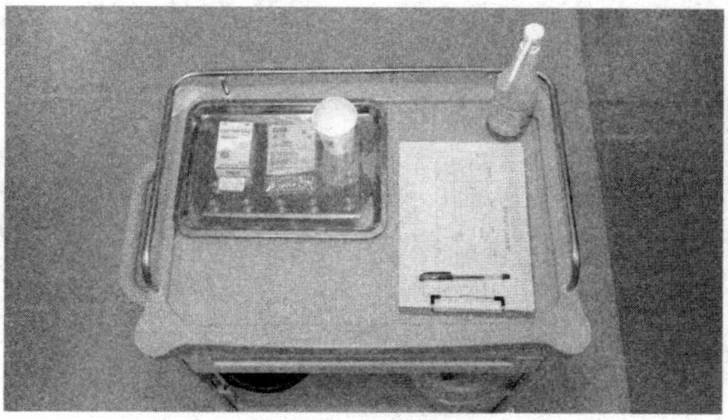

图 2-1-12　用物准备

步骤 2：核对

核对老年人及药物信息。

步骤 3：沟通

向老年人解释使用滴鼻剂的目的及需要配合的注意事项，征得老年人同意。

步骤 4：评估

评估老年人的意识情况和配合程度；评估老年人的肢体活动情况；评估老年人的过敏史；评估老年人鼻腔的情况和症状。确认患侧鼻腔。

步骤 5：用药

把枕头垫在老年人颈部，使头部后仰，鼻孔朝向天花板。观察患侧鼻孔有无干痂，用棉签拭净鼻腔内分泌物。再次核对老年人和药物信息。执行手卫生，取滴鼻剂，将滴鼻剂瓶盖打开，盖口向上放在治疗盘内，弃去第一滴于污物杯中，嘱老年人先吸一口气，屏住呼吸。一手托住老年人下颌部固定，另一手持滴鼻剂，在患侧鼻腔内滴入药液 2 滴。轻按鼻翼，使药液充分接触鼻黏膜。拭去外溢药液。再次核对老年人和药物信息，嘱咐老年人保持体位 3~5 分钟。协助老年人取舒适体位（如图 2-1-13 至图 2-1-15 所示）。

步骤 6：整理、记录

整理用物，放回原处。洁净双手，记录老年人用药情况、老年人的感受和反应。

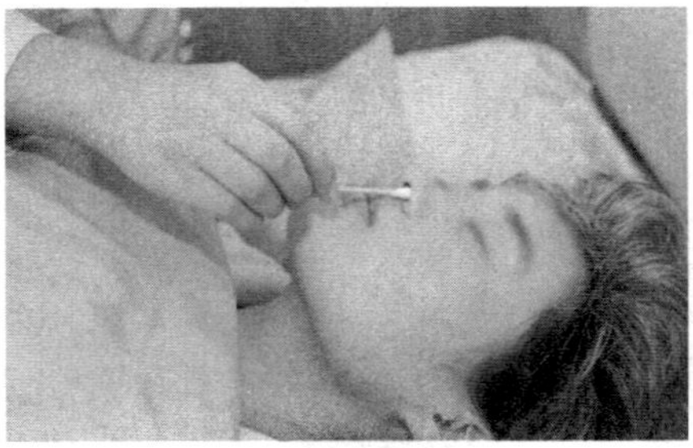

图 2-1-13　清洁鼻腔

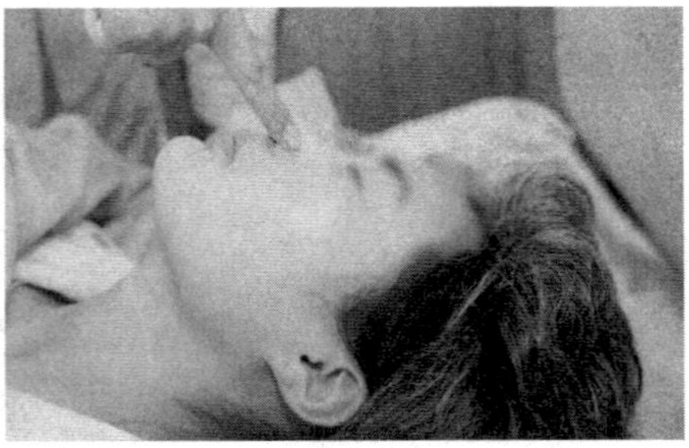

图 2-1-14　使用滴鼻剂

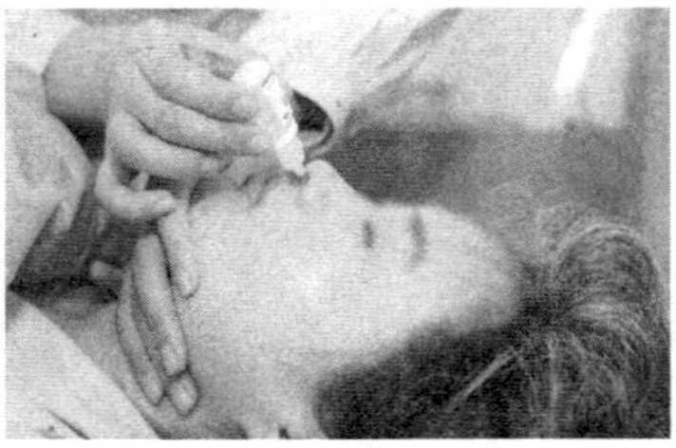

图 2-1-15　轻按鼻翼

照护记录单

房间号/床：201 室/1 床　姓名：刘×　性别：女　年龄：78 岁

日期	时间	照护内容	签名
2022 年 1 月 5 日	7：00	为刘奶奶左鼻腔使用盐酸萘甲唑啉滴鼻剂，3 次/日，2 滴/次，刘奶奶无不适	李×

2. 照护风险防控

- 使用前，注意查看滴鼻剂是否在有效期内（开封后有效期 1 个月）。
- 药液瓶口应悬空，不能触及鼻部皮肤。
- 如滴鼻剂误入口腔，应嘱老年人吐出。
- 如老年人的鼻腔有干痂，可以用棉签蘸取温盐水，浸湿变软后用棉签清理干痂，防止影响药效。
- 用药后出现异常反应应及时上报。

第二节　风险应对

学习要点

1. 急性创伤、肌肉骨骼关节损伤等的初步应急处置流程。
2. 配合急救转运。

操作流程

1. 老年人急性创伤、肌肉骨骼关节损伤等的发现和初步应急处置流程。

报告 ➡ 评估伤情 ➡ 准备 ➡ 应急处置 ➡ 观察、记录

2. 配合医务人员对急救老年人进行安全转运的流程。

沟通、告知 ➡ 评估 ➡ 准备 ➡ 配合转运 ➡ 观察、记录

一、急性创伤、肌肉骨骼关节损伤等的初步应急处置方法

技能操作

老年人急性创伤、肌肉骨骼关节损伤等的发现和初步应急处置流程

【案例】李奶奶，女，76 岁，1 个月前入住养老院 202 房间 1 号床。患糖尿病 10 余年，平时服用降糖药控制血糖，能够自理。爱好剪纸，下午在活动室剪纸，不小心划破左手手掌，出血速度较快。养老护理员为李奶奶进行伤口处理。

1. 操作流程

步骤 1：报告

①发现老年人急性创伤，询问原因。

②立即报告，报告内容包括老年人房间号和床号（住址）、受伤原因（割伤、刺伤、跌倒等。）

步骤 2：评估伤情

评估老年人意识、呼吸、脉搏、血压，查看损伤部位、评估疼痛程度、肢体活动情况等（如图 2-1-16 所示）。

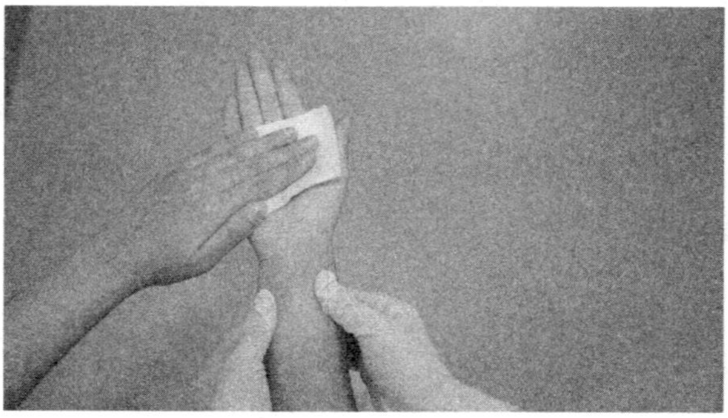

图 2-1-16　按压止血

步骤 3：准备

①养老护理员准备：着装整洁，洁净双手，戴口罩、戴手套。

②用物准备：碘伏、棉签、无菌纱布、绷带、照护记录单、笔等（如图 2-1-17 所示）。

③老年人准备：老年人取坐位或卧位，处于放松状态。

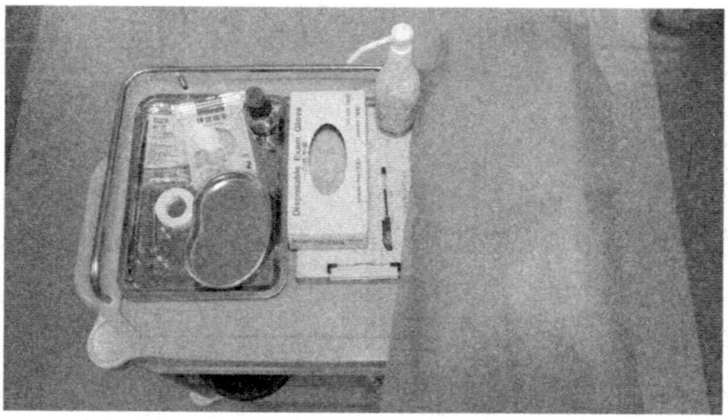

图 2-1-17　用物准备

步骤 4：应急处置

①为老年人消毒，用无菌纱布覆盖伤口。

②用绷带为老人包扎。

③观察包扎肢体血运情况，避免出现青紫、肿胀等包扎过紧表现（如图2-1-18 所示）。

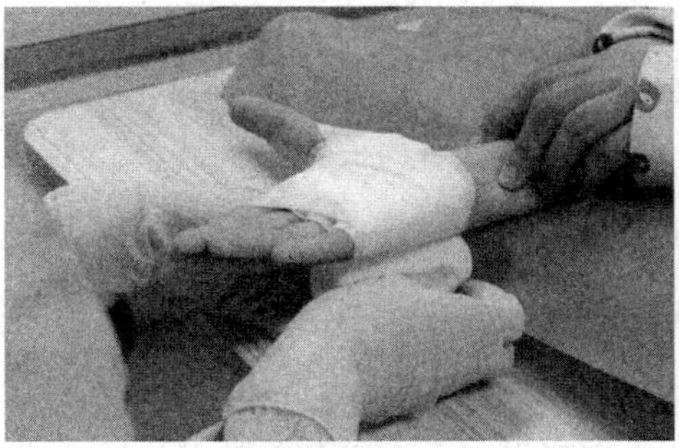

图 2-1-18 包扎

步骤 5：观察、记录

①观察损伤部位应急处置后情况；观察老年人情绪，进行安慰。

②与老年人分析此次创伤原因，进行安全健康教育。

③整理用物，放回原处。洁净双手，记录。

重点动作说明：

①手部出血先按压尺动脉和桡动脉止血，再报告。

②根据损伤部位准备消毒包扎物品。

照护记录单

房间号/床：202 室/1 床　姓名：李××　性别：女　年龄：76 岁

日期	时间	照护内容	签名
2021 年 3 月 7 日	15：00	1. 李奶奶左手手掌被剪刀划伤，长约 5 厘米，血色鲜红，出血速度较快。及时按压止血，出血减少。使用碘伏消毒，用无菌纱布覆盖伤口，绷带包扎。包扎后无血液渗出 2. 与李奶奶分析划伤原因，进行健康教育 3. 向医生汇报，医生嘱观察	李×

2. 照护风险防控

- 按压动脉直至不出血为止。
- 伤口评估包括位置、长度和深度。应急处置之后，需持续观察伤口恢复情况。
- 注意观察伤口感染情况。对患有糖尿病的老年人需要观察其血糖数值，及时汇报。

- 老年人急性创伤、肌肉骨骼关节损伤的初步应急处理应迅速，争取救治时间。
- 养老护理员面对老年人急性创伤时，应保持平静，按照操作流程工作。
- 养老护理员发现老年人发生急性创伤时，不得隐瞒，须及时报告，配合团队工作。
- 照护过程中，注意安抚老年人，避免引起老年人情绪紧张。

二、配合急救转运

技能操作

配合医务人员对急救老年人进行安全转运的流程

【案例】余奶奶，女，77 岁，2 个月前入住养老院 207 房间 1 号床，体重 48 公斤。换衣服时摔倒，左腿疼痛，无法站立，医务人员检查后决定送往医院。养老护理员配合医务人员对王奶奶进行安全转运。

1. 操作流程

步骤 1：沟通、告知

①老年人转运前，需与医务人员沟通，说明老年人急性创伤、肌肉骨骼关节损伤的情况。

②转运前，告知家属，说明老年人转运原因、转运地点、时间和方式。

步骤 2：评估

①评估老年人意识、生命体征、受伤部位活动情况等。

②安慰老年人。

③根据老年人受伤情况选择合适的搬运方法、转运工具、转运路线。

步骤 3：准备

①准备腿部固定架或夹板、绷带等。

②准备平车/担架、小枕、帆布兜或中单、随身衣物及盖被等（如图 2-1-19 所示）。

步骤 4：配合转运

配合医务人员，搬运老年人至平车固定后转运或者使用担架进行转运（如图 2-1-20所示）。

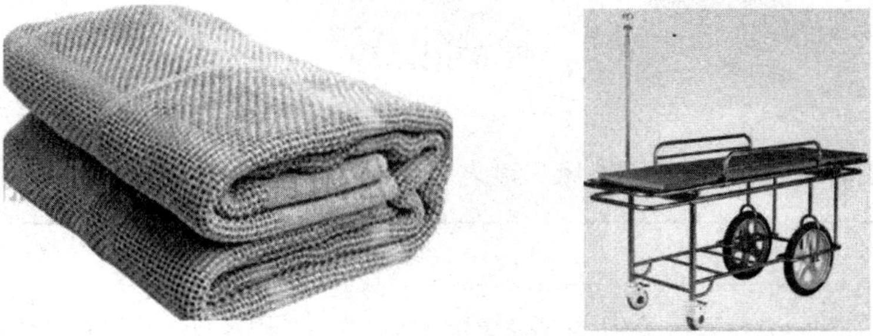

图 2-1-19　用物

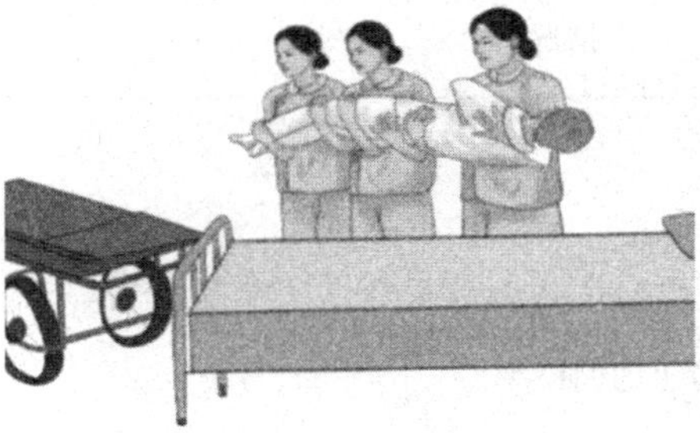

图 2-1-20　协助转运

步骤 5：观察、记录

①转运过程中观察老年人伤情变化。

②转运完毕，整理转运物品；清洁双手，记录伤情评估结果、应急处置措施、转运地点、时间和方式、转运过程中老年人伤情变化情况。

重点动作说明：

①经医务人员固定腿部后搬运。

②采用三人搬运法，平车转运。

照护记录单

房间号/床：207 室/1 床　姓名：余××　性别：女　年龄：77 岁

日期	时间	照护内容	签名
2021 年 3 月 8 日	13：00	1. 疑似跌倒导致大腿骨折。固定腿部后，采用担架转运至 120 救护车 2. 转运前已联系家属，家属同意 3. 搬运和转运过程中余奶奶面色苍白，呼吸 22 次/分，脉搏 72 次/分 4. 与急救人员和家属交接余奶奶病情，告知创伤情况	郑×

2. 照护风险防控

- 搬运和转运过程中，养老护理员位于老年人头部一侧，注意观察老年人的面色、呼吸、脉搏等重要体征变化。
- 疑似骨折或骨折一般采取平车转运。转运时，须将老年人固定好。
- 体重较轻但骨折的老年人一般采取多人搬运，避免二次损伤。
- 转运时，若老年人有常用药物、急救药，需携带转运。若有导管，妥善固定。
- 伤情评估需全面，疑似骨折需按照骨折搬运及转运方法进行操作。
- 转运路线宜短、安静、无障碍物，方便转运。

第三节　护理协助

学习要点

1. 协助照护Ⅲ度压疮老年人。
2. 为老年人提供超声雾化吸入。
3. 为老年人提供口腔吸痰操作。
4. 为老年人提供吸氧操作。

操作流程

1. 协助进行Ⅲ度压疮老年人照护。

准备 ➡ 沟通 ➡ 评估 ➡ 协助清创、换药 ➡ 整理、记录

2. 为老年人进行超声雾化吸入。

准备 ➡ 沟通 ➡ 评估 ➡ 核对、加药、雾化 ➡ 整理、记录

3. 为老年人进行口腔吸痰。

准备 ➡ 沟通 ➡ 评估 ➡ 吸痰 ➡ 整理、记录

4. 为老年人提供吸氧操作。

准备 ➡ 沟通 ➡ 评估 ➡ 吸氧 ➡ 整理、记录

一、协助照护Ⅲ度压疮老年人

技能操作

协助进行Ⅲ度压疮老年人照护

【案例】贾奶奶，女，80岁，8年前入住养老院307房间1床。患糖尿病30余年，8年前发生脑卒中，左侧偏瘫卧床8年，骶尾部压疮1月余，伴有痴呆、无法言语。不能自主翻身和移动，坐轮椅有下滑现象。每日排便1次，偶尔尿失禁。检查皮肤见全身皮肤薄，缺乏弹性。骶尾部有一个2厘米×1厘米的压疮，75%红色，25%黄色。查看口腔，大部分牙齿脱落，每日用米饭、蔬菜、瘦肉混合后磨成泥，喂食3次，每次1碗，约150克。Braden评分11分（感觉2分，潮湿度3分，活动度1分，移动能力1分，营养摄入2分，摩擦力和剪切力2分）。养老护理员协助进行Ⅲ度压疮照护。

1. 操作流程

步骤1：准备

①环境准备：环境整洁，温湿度适宜，关闭门窗，冬季调节室温。

②养老护理员准备：着装整洁，洁净双手，戴口罩和手套。

③用物准备：体位垫、换药包、生理盐水、注射器、消毒液、棉签、敷料等（如图 2-1-21 所示）。

④老年人准备：老年人平卧于床上。

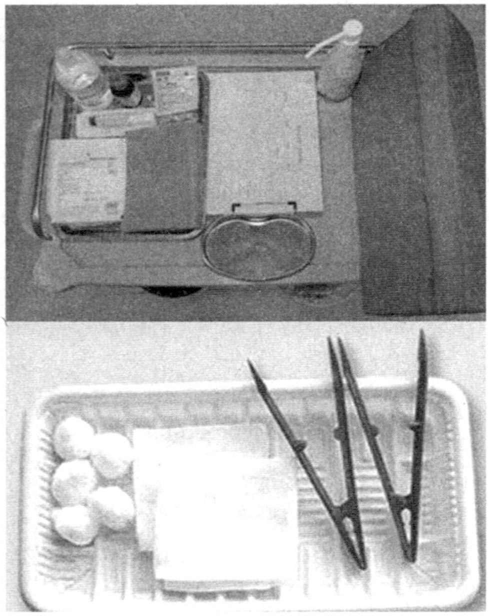

图 2-1-21　用物准备

步骤 2：沟通

向老年人解释处理创面的方法，告知动作会尽量轻柔，取得老年人配合。

步骤 3：评估

①协助老人侧卧，暴露压疮部位。

②观察敷料有无移位，外观是否清洁，有无渗液渗出。

③评估压疮的分期、大小、深度、颜色、渗出、气味等情况（如图 2-1-22 所示）。

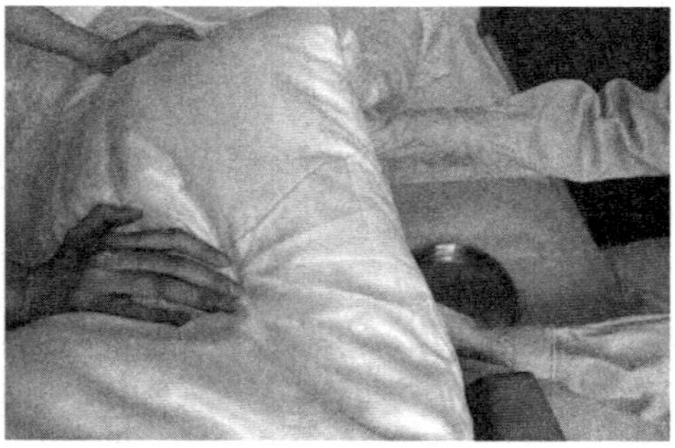

图 2-1-22　观察

步骤 4：协助清创、换药

①协助医护人员完成“冲洗—清创—冲洗—消毒—包扎”。

②协助医护人员贴敷料（如图 2-1-23 至图 2-1-24 所示）。

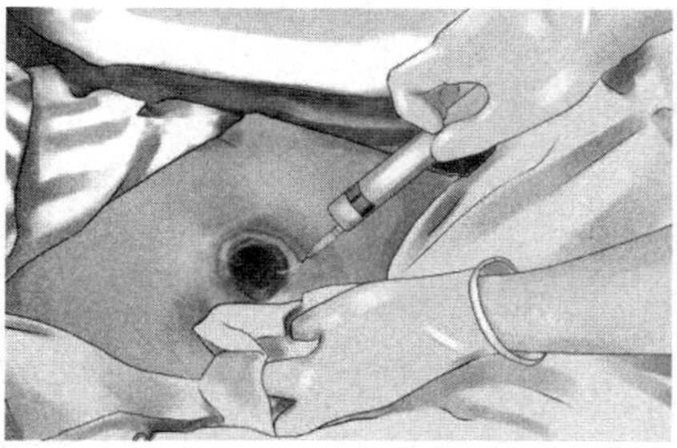

图 2-1-23　协助冲洗

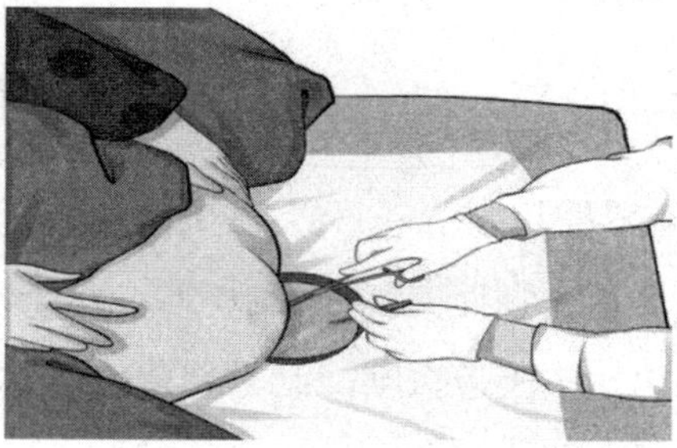

图 2-1-24　协助清创

步骤 5：整理、记录

①协助老人取舒适体位，整理床单位。

②洗手、记录。

照护记录单

房间号/床：307 室/1 床　姓名：贾××　性别：女　年龄：80 岁

日期	时间	照护内容	签名
2021 年 3 月 9 日	10：00	1. 敷料无移位，外观清洁。Ⅲ度压疮，2 厘米×1 厘米，80%红色，20%黄色。渗出约半块敷料，渗液淡黄色 2. 协助清创、贴敷料	林×

2. 照护风险防控

- 严格执行查对制度。
- 严格遵守无菌原则。
- 变换体位、揭开敷料、清创时动作轻柔，注意保护创面，操作全程要有安全意识。
- 压疮局部换药配合全身治疗可以促进压疮康复；老年人患有糖尿病的，评价压疮恢复情况需考虑血糖影响。

二、雾化吸入、口腔吸痰、吸氧

技能操作一

为老年人提供超声雾化吸入

【案例】刘爷爷，男，80岁，1年前入住养老院401室1床。左侧偏瘫，高血压病史5年，慢性支气管炎10年。近日老人受凉后，出现咳嗽、咳痰，痰液黏稠，无法咳出。护士遵医嘱配制雾化药液（沐舒坦，30毫升），请养老护理员使用超声波雾化吸入器为刘爷爷进行雾化吸入。

1. 操作流程

步骤1：准备

①环境准备：环境整洁，温湿度适宜。

②养老护理员准备：着装整洁，洁净双手，戴口罩。

③用物准备：雾化吸入器、药液、蒸馏水、口含嘴和螺纹管、毛巾或一次性治疗巾、给药单、照护记录单、笔等（如图2-1-25所示）。

④老年人准备：老年人平卧或半卧于床上。

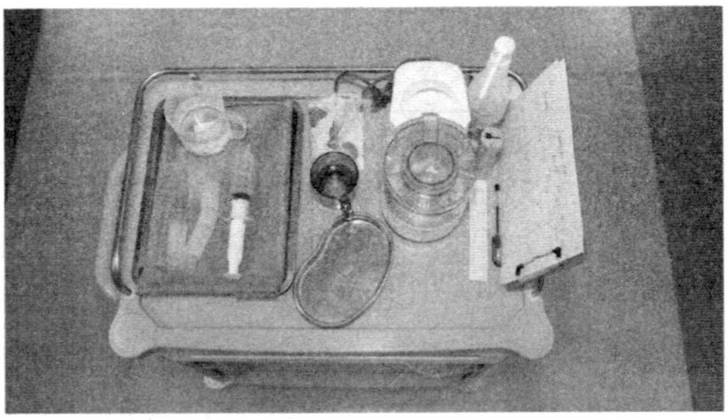

图2-1-25　雾化吸入物品

步骤2：沟通

①核对老年人床号、姓名、年龄。

②向老年人解释操作目的及需要配合的注意事项，征得老年人同意。

步骤3：评估

①询问老年人呼吸、咳嗽、咳痰等情况。

②协助老年人取坐位或半卧位。

③查看老年人口腔黏膜情况，是否有义齿及异物，口腔是否有痰液，确定是否

可进行雾化吸入。

步骤 4：核对、加药、雾化

①向雾化器水槽加冷蒸馏水至浸没雾化罐底部的透声膜。

②核对药液、老年人身份信息。

③遵医嘱将配好的药液注入雾化罐内，将雾化罐旋紧，将水槽盖盖紧。

④连接螺纹管和口含嘴。

⑤接通电源，打开电源开关，调节定时开关，一般为 15~20 分钟。预热 3 分钟。

⑥将毛巾或一次性治疗巾围于老年人颌下。

⑦演示使用口含嘴进行雾化吸入的方法。请老年人深呼吸，尝试用嘴吸气，鼻子呼气。反复进行，至药液用完。若使用面罩，将面罩覆盖于老年人口鼻部，请老年人深呼吸。

⑧打开雾化开关，调节雾量，一般采用中档或根据老年人的耐受情况适当调节。

⑨协助老年人进行雾化吸入。

⑩雾化过程中观察老年人的反应，是否需要咳痰、感到疲劳。

⑪吸入完毕，取下口含嘴或面罩，先关雾化开关，再关电源开关。

⑫协助老年人漱口，擦干老年人面部。

⑬询问老年人雾化后的反应，示范咳痰或协助排痰（如图 2-1-26 至图 2-1-29 所示）。

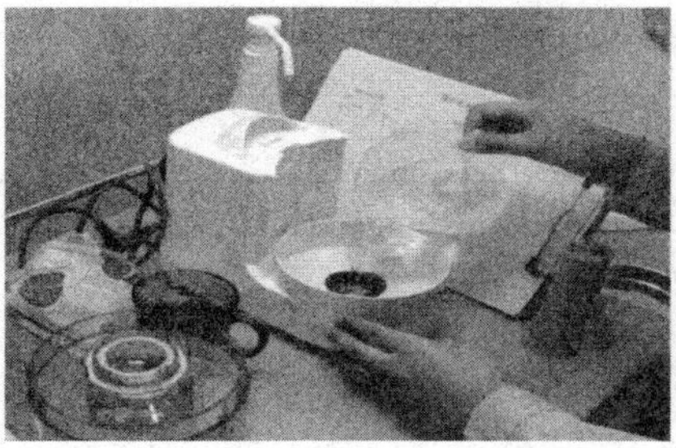

图 2-1-26　加入冷蒸馏水

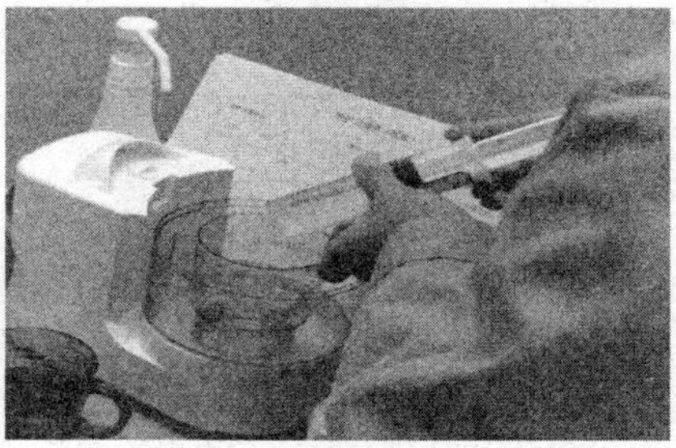

图 2-1-27　注入药液

步骤 5：整理、记录

①协助老年人取舒适卧位，整理床单位。

②倒出超声波雾化吸入器水槽内蒸馏水，擦干水槽。将口含嘴、面罩、螺纹管放入消毒液中浸泡 30 分钟后清洗、晾干备用（如图 2-1-30 所示）。

③洗手并记录雾化的时间、老年人的反应；老年人是否咳痰，痰液的性质、颜色和量。

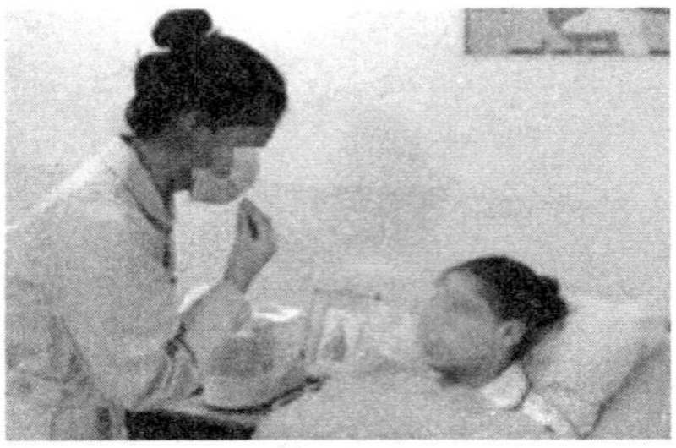

图 2-1-28　指导使用口含嘴

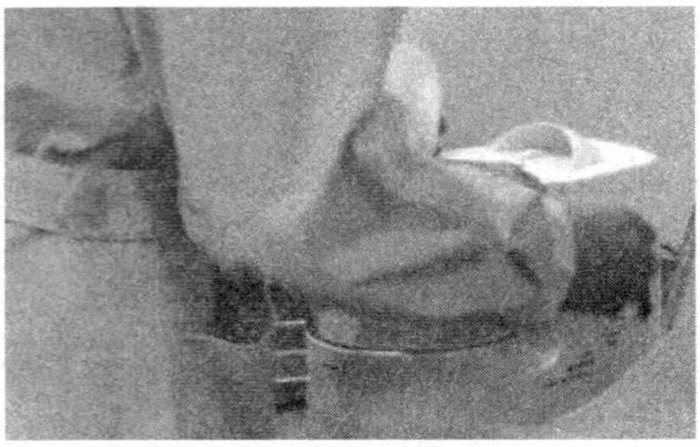

图　2-1-29　调节雾量

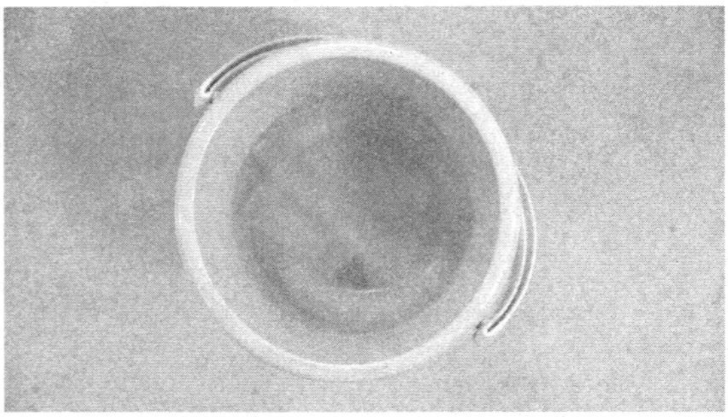

图 2-1-30　浸泡消毒

照护记录单

房间号/床：401 室/1 床　姓名：刘××　性别：男　年龄：80 岁

日期	时间	照护内容	签名
2021 年 3 月 10	10：00	1. 遵医嘱使用雾化药液（沐舒坦，30 毫升）为刘爷爷进行超声雾化吸入 2. 刘爷爷使用口含嘴进行雾化吸入，无不适 3. 雾化吸入后 10 分钟，刘爷爷顺利咳痰约 10 毫升，黄色痰液	郑×

2. 照护风险防控

- 严格执行查对制度。
- 雾化吸入使用的氧气面罩或口含嘴、螺纹管专人专用。
- 雾化吸入器水槽内盛装冷蒸馏水，如果水温超过 50 摄氏度或者水量不足，应关机，更换或加入冷蒸馏水。
- 连续使用超声波雾化吸入器时，两次之间应间隔 30 分钟。

● 雾化吸入过程中，观察老年人呼吸情况，若出现喘憋加重、口周发绀等气道堵塞症状，立刻停止雾化并报告；若老年人感到疲劳，关闭雾化器，休息后再进行雾化吸入；若需要咳痰，取下面罩或口含嘴，协助排痰。

技能操作二

为老年人提供口腔吸痰操作

【案例】孟爷爷，男，76 岁，1 年前入住养老院 402 室 1 床。高血压病史 20 余年，慢性支气管炎 20 年，10 年前发生脑卒中，瘫痪在床，常有流涎。近日，老人进食后发生误吸，引起肺炎，痰液无力咳出。医生下医嘱进行口腔吸痰，请养老护理员为孟爷爷进行口腔吸痰。

1. 操作流程

步骤 1：准备

①环境准备：环境整洁，温湿度适宜。

②养老护理员准备：着装整洁，洁净双手，戴口罩。

③用物准备：一次性吸痰管，一次性手套，无菌罐内盛生理盐水，无菌治疗碗内盛无菌止血钳，毛巾，消毒液挂瓶，手电筒，治疗巾，弯盘，电动吸引器（如图 2-1-31 所示）。

④老年人准备：老年人平卧于床上。

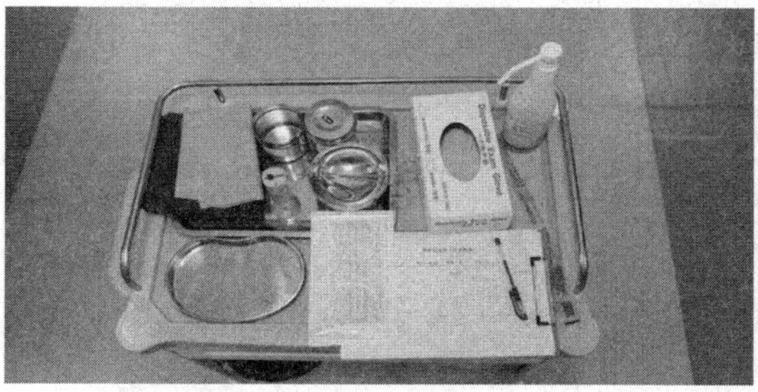

图 2-1-31　吸痰物品

步骤 2：沟通

①核对老年人床号、姓名、年龄。

②向老年人解释操作的目的及需要配合的注意事项，征得老年人同意。

步骤 3：评估

①询问老年人呼吸、咳嗽、咳痰情况。

②查看老年人口腔黏膜情况，是否有义齿及异物，口腔是否有痰液（如图 2-1-32所示）。

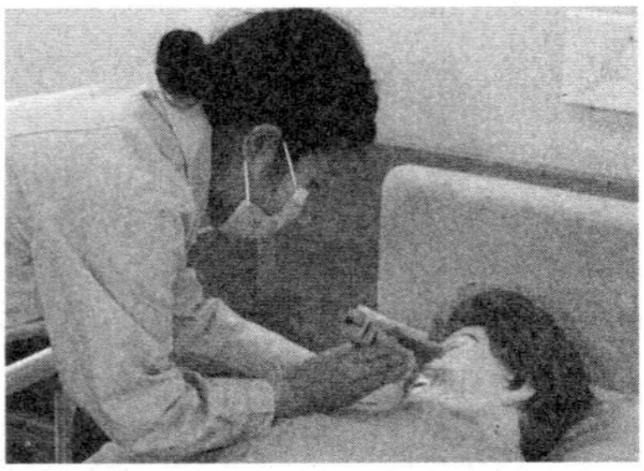

图 2-1-32　查看口腔

步骤 4：吸痰

①摇高床头 30 角，协助老年人将头偏向养老护理员，在颌下铺治疗巾，放置弯盘。

②检查吸引器，接通电源，打开开关；检查吸引器通畅无漏气，正确调节负压（成人 40~53. 3 千帕）。

③打开无菌罐盖子。洗手，戴手套。

④取出吸痰管，连接吸引管接口。

⑤在无菌罐内试吸生理盐水，湿润导管的同时，检查导管是否通畅。

⑥打开吸痰管接口端开关，在无负压的情况下将吸痰管插入老年人口腔，插入深度 14~16 厘米。

⑦关闭吸痰管接口端开关，在有负压的情况下将吸痰管左右旋转，向上提拉，吸净口腔内的痰液，每次抽吸时间不超过 15 秒。注意观察老年人呼吸情况。

⑧抽吸生理盐水冲净管道内痰液，观察痰液黏稠度。

⑨分离吸痰管，将吸引管接口插入消毒液挂瓶内。关闭电源，脱手套。

⑩擦净老年人口鼻。

⑪撤去治疗巾、弯盘（如图 2-1-33 至图 2-1-35 所示）。

步骤 5：整理、记录

①整理用物。

②协助老年人取舒适卧位，整理床单位。

③洗手并记录吸痰的时间，老年人的反应，痰液的性质、颜色和量。

重点动作说明：

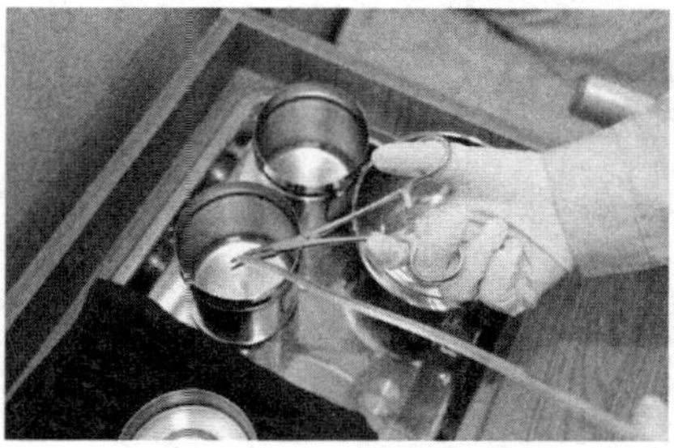

图 2-1-33　试吸

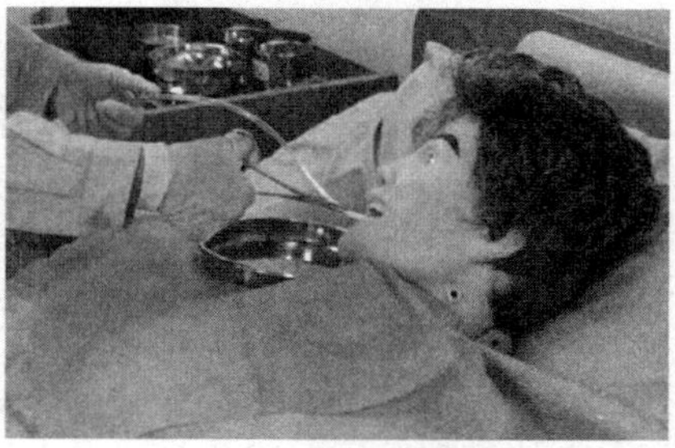

图 2-1-34　吸痰

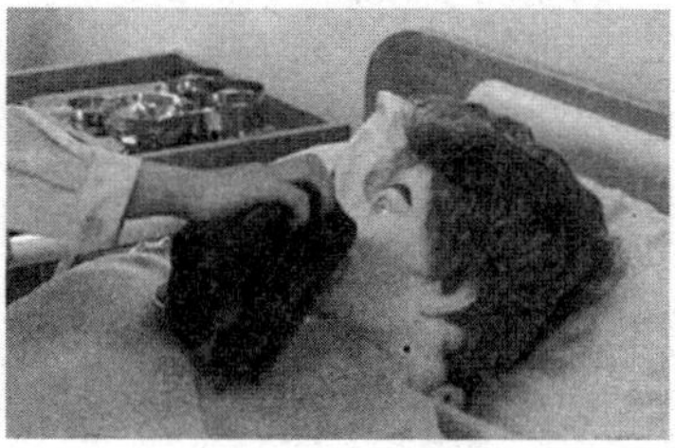

图 2-1-35　擦拭

消毒液挂瓶挂于老年人床头或床栏。

照护记录单

房间号/床：402 室/1 床　姓名：孟××　性别：男　年龄：76 岁

日期	时间	照护内容	签名
2021 年 4 月 11 日	10：00	1. 遵医嘱使用电动吸引器为孟爷爷进行口腔吸痰。吸出白色痰液约 10 毫升，质地稀薄。孟爷爷无不适 2. 吸痰前，孟爷爷口中有痰液，呼吸 25 次/分。吸痰后，呼吸 20 次/分	刘×

2. 照护风险防控

- 痰液黏稠者，可雾化或拍背 3~5 分钟后再吸痰。
- 进食后半小时内不宜进行吸痰操作，避免操作时刺激引起呕吐。每次抽吸时间不超过 15 秒，如需再次吸引，应间隔 3~5 分钟。
- 注意观察老年人呼吸情况，若有呼吸急促、发绀等缺氧症状，应立即停止吸痰。

- 吸痰后观察呼吸是否改善。
- 吸痰管不可重复使用，每日更换吸痰用物。
- 每日查看贮液瓶，及时倾倒（液体不得超过容积的 2/3），倾倒后清洁消毒备用。

技能操作三

为老年人提供吸氧操作

【案例】林奶奶，女，78 岁，2 年前入住养老院 204 室 1 床。10 年前诊断为慢性阻塞性肺疾病。近日受凉后出现气促、无力活动。医生下医嘱进行吸氧，请养老护理员为林奶奶进行吸氧。

1. 操作流程

步骤 1：准备

①环境准备：环境整洁，温湿度适宜，无烟火及易燃品。

②养老护理员准备：着装整洁，洁净双手，戴口罩。

③用物准备：氧气瓶、扳手、压力表和流量表、氧气导管、湿化瓶（内装灭菌蒸馏水或冷开水，液量为湿化瓶容量的 1/2～2/3）、双腔鼻氧管、治疗碗（内装冷开水）、手电筒、弯盘、棉签、笔、记录单等（如图 2-1-36 所示）。

④老年人准备：老年人平卧或半卧于床上。

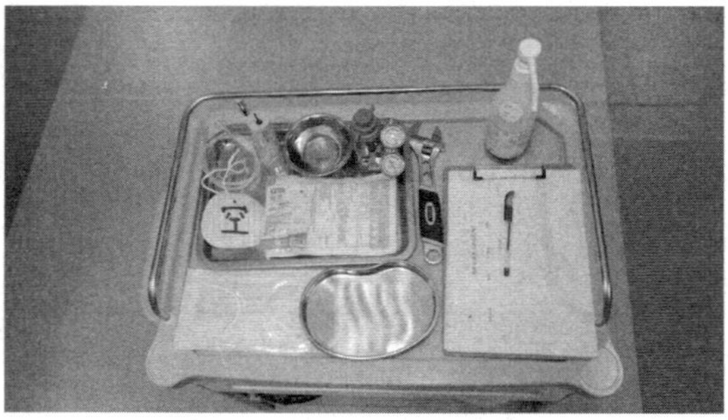

图 2-1-36　吸氧物品

步骤 2：沟通

①核对老年人床号、姓名、年龄。

②向老年人解释操作目的及需要配合的注意事项，征得老年人同意。

步骤3：评估

①评估老年人精神状态、呼吸次数。

②检查鼻腔黏膜和通气情况。

步骤4：吸氧

①用棉签清洁双侧鼻腔。

②摇高床头30度。

③吹尘。安装氧气压力表、流量表。

④连接导管。打开氧气瓶开关，检查氧气流出是否通畅，有无漏气。

⑤关闭开关，连接湿化瓶。

⑥连接吸氧管。

⑦打开开关，调节氧流量。将吸氧管鼻端放入治疗碗中，浸没水下，观察有无气泡冒出。

⑧给氧、固定。将鼻塞插入老年人鼻孔，导管绕过老年人双耳至下颌，调整长度。

⑨询问老年人氧气吸入情况，松紧调节是否合适。

⑩讲解用氧安全（如图2-1-37至图2-1-39所示）。

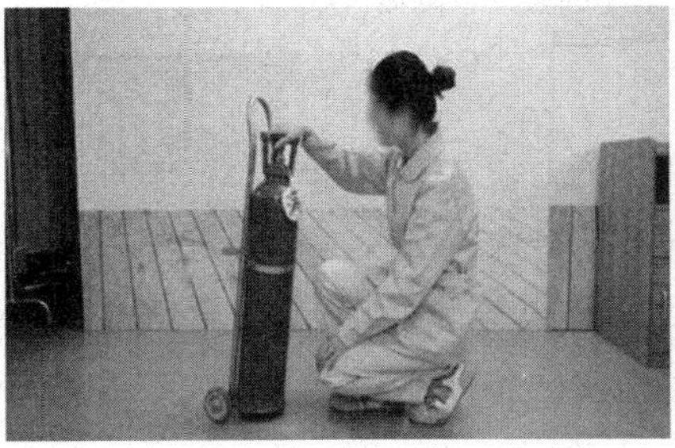

图2-1-37　吹尘

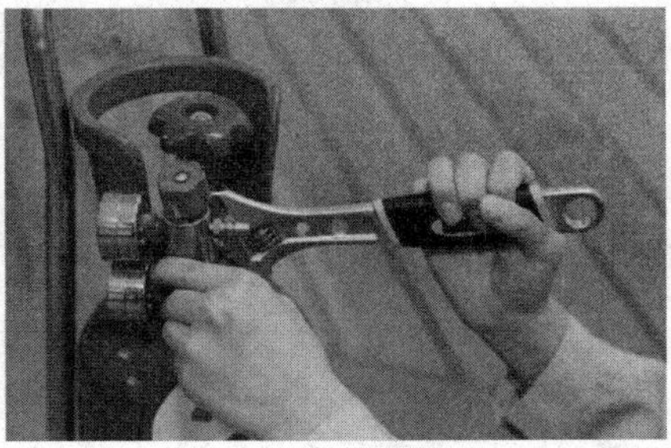

图2-1-38　安装氧气压力表

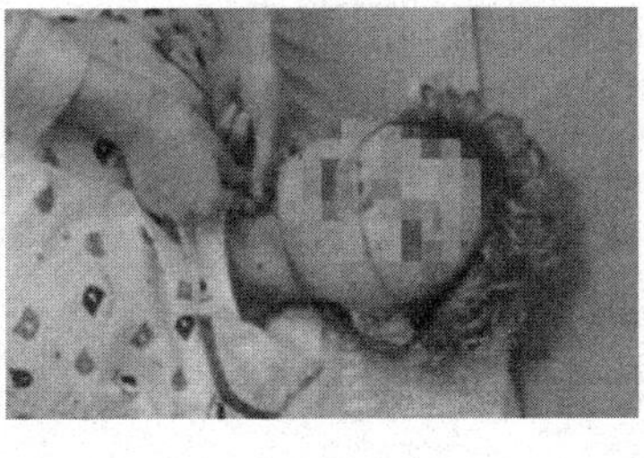

图2-1-39　固定

步骤 5：整理、记录

①协助老年人取舒适卧位，整理床单位。

②整理用物。

③洗手。记录吸氧开始时间、氧流量。

④持续观察老年人吸氧效果并汇报。

知识拓展

停止吸氧

老年人缺氧症状改善后，遵医嘱停止吸氧。

步骤 1：准备

①环境准备：环境整洁，温湿度适宜，无烟火及易燃品。

②养老护理员准备：着装整洁，洁净双手，戴口罩。

③用物准备：扳手、氧气瓶标识、纱布、笔、记录单等（如图 2-1-40 所示）。

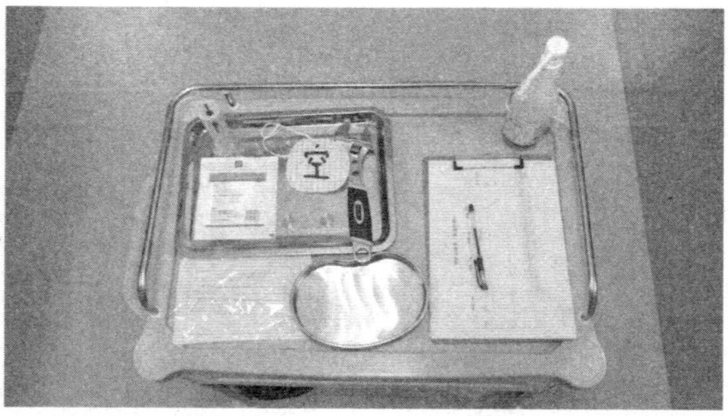

图 2-1-40　停止吸氧用物

步骤 2：沟通

①核对老年人床号、姓名、年龄。

②观察老年人呼吸情况，解释操作目的。

步骤 3：停止给氧

①松开氧气管。用纱布包裹吸氧管鼻塞，取下吸氧管。

②查看氧气压力表，关闭总开关。

③取下吸氧管，缠绕成圈，放入黄色垃圾袋。

④为老年人擦拭鼻部。检查鼻腔黏膜和耳部皮肤。

⑤协助老年人取舒适卧位。

⑥关流量表开关。取湿化瓶，用扳手卸下压力表和流量表。

步骤4：整理、记录

①整理用物。

②洗手。记录停氧时间。

照护记录单

房间号/床：204室/1床　姓名：林××　性别：女　年龄：78岁

日期	时间	照护内容	签名
2021年4月12日	10：00	1. 遵医嘱使用氧气瓶为林奶奶吸氧，流量2升/分钟。9：50开始吸氧，吸氧过程中，林奶奶无不适 2. 吸氧前，林奶奶气促、活动无力、精神萎靡，呼吸30次/分	周××
2021年4月12日	17：10	17：00，林奶奶气促缓解，呼吸20次/分，精神状态良好 17：10，遵医嘱停止吸氧	

2. 照护风险防控

- 严格执行查对制度。
- 注意用氧安全，做到四防：防震、防火、防油、防热。
- 用氧后根据氧气余量挂好空、满标识。
- 搬运氧气瓶时避免倾倒，勿撞击，以防爆炸。
- 氧气瓶应放在阴凉处，距离暖气等发热装置至少5米以上。
- 氧气瓶应放在专门房间，专人负责管理。
- 完成给氧后确保总开关在关闭状态。
- 做好氧气瓶的年检。
- 严格遵医嘱给氧，密切观察老年人用氧反应，指导老年人及家属不自行调节氧流量。
- 观察老年人吸氧效果

发绀：观察口唇、口腔黏膜、牙床、鼻尖、耳郭、甲床等部位发绀是否减轻，面色是否转红润。

呼吸：气短、气促、喘息、憋闷的症状是否恢复。

老年人主观感受：询问老年人头晕、头痛、心慌等症状是否缓解。

意识：烦躁不安的老年人是否安静，意识障碍的老年人呼之是否能应，能否准确回答询问的问题。

第四节　失智照护

学习要点

1. 识别失智老年人特殊异常行为及应对措施。
2. 识别失智老年人的环境风险及应对措施。

操作流程

1. 识别失智老年人特殊异常行为并采取应对措施的流程。

准备 → 观察 → 沟通 → 实施 → 整理、记录

2. 识别失智老年人常见环境风险并采取应对措施。

准备 → 沟通 → 评估 → 实施 → 整理、记录

一、识别失智老年人特殊异常行为及应对措施

技能操作

识别失智老年人特殊异常行为并采取应对措施的流程

【案例】杨奶奶，女，83 岁，1 周前入住养老机构 203 号房 2 号床。半年前确诊中度阿尔茨海默病，她时而清醒，时而糊涂，总是觉得周围的人在议论自己，不愿意与人交流。喜欢养花，与外孙感情深厚。请养老护理员采取应对措施。

1. 操作流程

步骤 1：准备

①环境准备：环境整洁，温湿度适宜、温馨。

②养老护理员准备：着装整洁，洁净并温暖双手。

③用物准备：记录单、笔、洗手液等（如图 2-1-41 所示）。

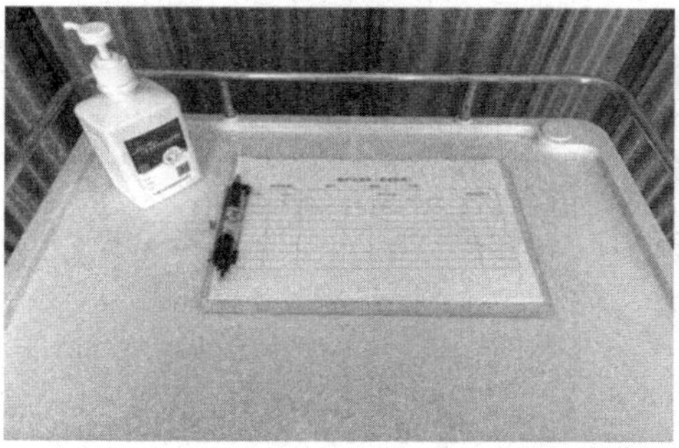

图 2-1-41　用物准备

步骤 2：观察

①查阅老年人的疾病状况、用药情况，观察自理能力、认知能力、肢体活动能力。

②观察老年人的情绪变化。

步骤 3：沟通

①与家属沟通，了解老年人的性格、脾气、喜好、工作经历、家庭人员，并确认老年人的基本情况。

②与老年人沟通，建立信任关系。

步骤 4：实施

①避免争辩和否定。先稳定老年人的情绪，不争辩，不否定，注意观察其异常行为。

②倾听和理解老年人的感受。当出现幻觉时，老年人的内心通常会非常不安、恐惧。养老护理员要耐心倾听，有同理心，让老年人感到被他人理解和关心。

③转移注意力。细心观察和总结可以有效转移老年人注意力的事情。当老年人纠结于幻觉内容时，可引导老年人参加喜欢的活动，以转移注意力（如图 2-1-42 至图 2-1-43 所示）。

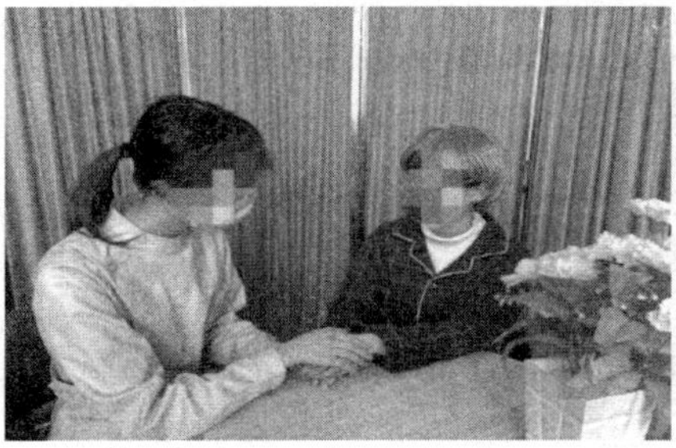

图 2-1-42　理解老年人

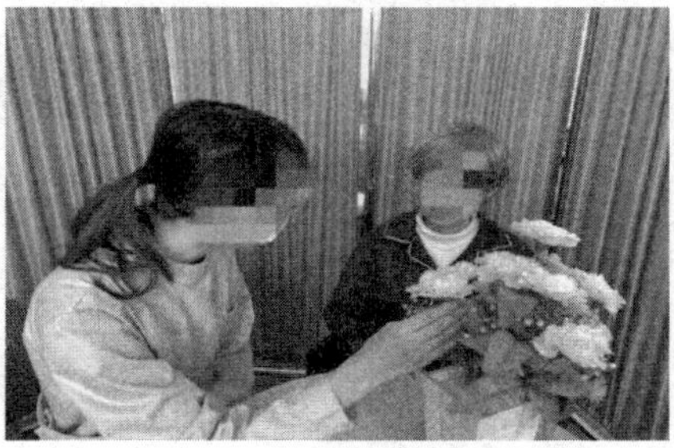

图 2-1-43　转移注意力

步骤 5：整理、记录

①整理用物，放回原处。

②洁净双手，记录。

③及时向医护人员汇报。

照护记录单

房间号/床：203 室/2 床　姓名：杨××　性别：女　年龄：83 岁

日期	时间	照护内容	签名
2021 年 3 月 12 日	10：00	1. 陪伴、安慰杨奶奶 2. 以养花转移杨奶奶的注意力，鼓励杨奶奶参加院内下午文娱活动 3. 杨奶奶注意力被转移，情绪稳定	徐×

2. 照护风险防控

①提前和监护人及老年人做好沟通、解释，交代本次活动要完成的任务。

②在活动过程中，注意及时和老年人进行沟通，尊重老年人的想法，尽量满足老年人的意愿。

③观察老年人的身体状况，如有疲倦或情绪不良时，让老人及时休息，和老人预约下次再完成。

④及时表扬认可和鼓励老年人，以激发老年人的活动兴致，提高老年人的日常生活活动能力。

⑤转移注意力是应对过程中的核心步骤，整个应对过程应以“转移注意力”为指导思想，让老年人不纠结于某个事件。

二、识别失智老年人的环境风险及应对

技能操作

识别失智老年人常见环境风险并采取应对措施

【案例】李爷爷，男，78 岁，3 天前入住养老机构 806 房间 2 号床。1 年前诊断为中度阿尔茨海默病，能够独立行走、穿衣，不认识常见食物，不知饥饱，经常找

不到自己的房间，喜欢活动。请养老护理员为李爷爷提供应对措施，预防环境风险。

1. 操作流程

步骤 1：准备

①环境准备：环境整洁，温湿度适宜。

②养老护理员准备：着装整洁，洁净并温暖双手。

③用物准备：记录单、笔、彩笔，A3 或 A4 纸等（如图 2-1-44 所示）。

④老年人准备：老年人坐在椅子上，能看见养老护理员的操作行为。

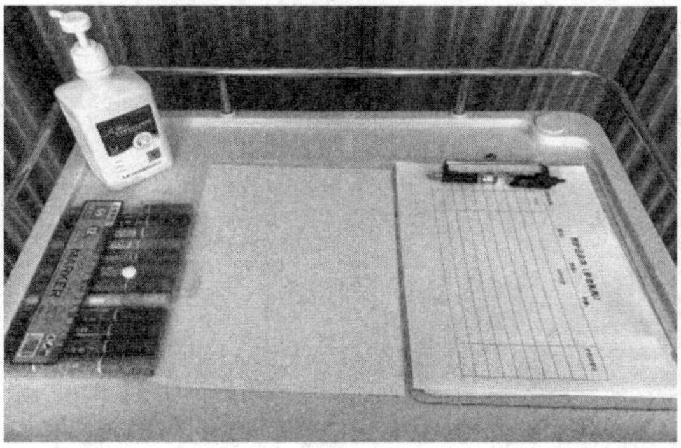

图 2-1-44　用物准备

步骤 2：沟通

①与家属沟通确认老年人基本情况。

②与老年人进行沟通，建立信任关系。

步骤 3：评估

①评估老年人的疾病状况、自理能力、认知能力、肢体活动能力、用药情况。

②观察老年人的日常表现。

③结合老年人身体病情、自理能力、特殊异常行为综合评估环境风险。

步骤 4：实施

①沟通。向老年人解释操作的目的及需要配合的注意事项，征得老年人同意。

②为老年人整理房间，确保房间内没有尖锐物品、体积小可入口物品。确认水壶内为温水。

③与老年人协商，把椅子固定位置，并将椅贴挂在固定位置的墙上。房间留出足够的空间，便于老年人活动。

④陪老年人一起在门上贴门贴，反复熟悉门贴图案，并带老年人在走廊进行房间的辨认，提醒回房间就看门贴。

⑤鼓励老年人活动，休息时为老年人介绍环境，指导老年人熟悉日常活动的相关路线。对存在风险隐患的地方，告知老年人需注意。

⑥回房间和老年人一起手绘一张简单的路线图。回房间的路线用蓝笔、去食堂的路线用黄笔、散步的路线用绿笔、有风险处用红笔做好标识，并张贴在门背面，提醒老年人外出时看一看、记一记。

⑦向老年人家属介绍供餐情况，告知家属如果自带食物，需要统一管理。为老年人定时、定量提供餐食，进食时养老护理员在旁陪护。如图 2-1-45 至图 2-1-46 所示。

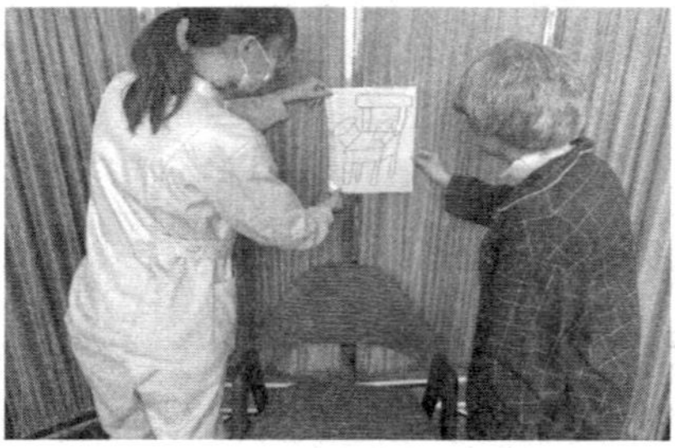

图 2-1-45　贴椅贴

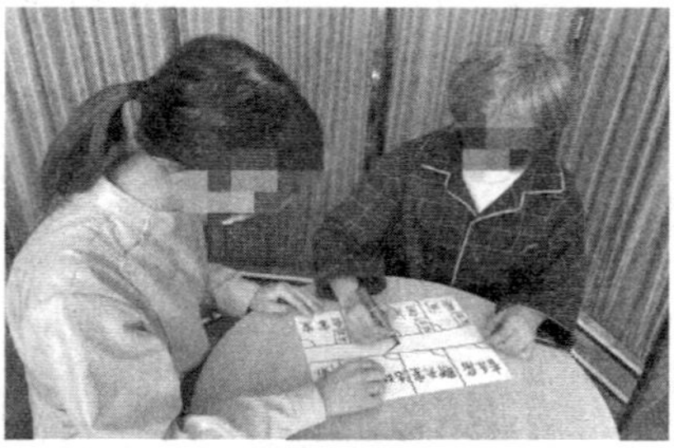

图 2-1-46　画路线图

步骤 5：整理、记录

①整理用物，放回原处。

②洁净双手，记录。

③观察应对措施效果。

照护记录单

房间号/床：806 室/2 床　姓名：李××　性别：男　年龄：78 岁

日期	时间	照护内容	签名
2021 年 3 月 16 日	10：00	1. 环境风险：烫伤、走失、跌倒、误食 2. 为李爷爷布置安全环境，引导李爷爷熟悉环境 3. 对李爷爷进行安全教育	郭×

2. 照护风险防控

在“失智老年人特殊异常行为的应对”基础上融入安全知识的宣教，提高老年人的安全意识。

第五节　安宁服务

学习要点

1. 提供哀伤应对辅导服务。
2. 提供老年人家属处理后事指导服务。

操作流程

1. 协助对临终老年人的家属提供心理慰藉及哀伤应对辅导服务。

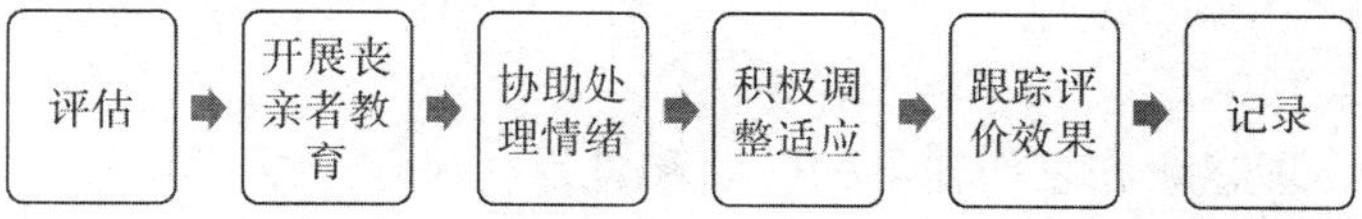

2. 协助老年人的家属处理后事。

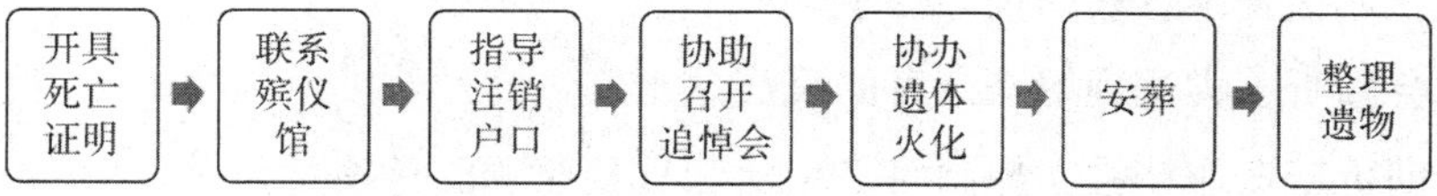

一、提供哀伤应对辅导服务

技能操作

协助对临终老年人的家属提供心理慰藉及哀伤应对辅导服务

【案例】蔡奶奶，女，75 岁，301 室 1 床，晚期肺癌因病情恶化去世。请养老护理员为老年人家属提供心理慰藉及哀伤应对。

1. 操作流程

步骤 1：评估

准备开展哀伤辅导前，首先要评估丧亲者家庭和个人情况，包括社会文化背景、宗教信仰、经济状况、家庭地位、情绪状态等，了解辅导对象的一般情况。

步骤 2：开展丧亲者教育

帮助丧亲者接受亲人已经去世的事实，告知出现悲伤抑郁情绪都是正常的，鼓励其宣泄不良情绪，适当谈及老年人去世场景，强化死亡事实，引发家属正常的悲伤反应。

步骤3：协助处理情绪

可以通过共情式倾听、引导想象、治疗性书写等手段，帮助家属处理悲痛的情绪，教会他们一些自我放松和促进睡眠的方法。

步骤4：积极调整适应

根据情况帮助家属重新调整生活规律，改变生活习惯，重新确认家庭责任的分配等。

步骤5：跟踪评价效果

通过电话回访或上门探视的方式，了解丧亲者的哀伤情绪处理状况，生活是否已经重新步入正轨。

步骤6：记录

记录提供心理慰藉和哀伤辅导的时间和过程，保存记录。

重点动作说明：

①首先评估丧亲者哀伤辅导需求。

②学会倾听，尝试理解丧亲者的哀痛。

③帮助重新振作精神，提高每日生活和自我照顾的意识。

④持续关心问候，了解心理变化。

⑤学会总结、整理、反思哀伤辅导过程中存在的问题，提高心理辅导质量。

照护记录单

房间号/床：301室/1床　姓名：蔡××　性别：女　年龄：75岁

日期	时间	照护内容	签名
2022年2月2日	12：00	评估老人家庭情况，帮助丧亲者接受亲人已经去世的事实，开展丧亲者教育；教会家属一些自我放松和促进睡眠的方法；帮助家属重新调整生活规律；通过电话回访，了解丧亲者的哀伤情绪处理状况	李×

2. 照护风险防控

- 教会家属自我调适的方法，鼓励家属进行自我哀伤调整。
- 要尊重丧亲者的宗教信仰，了解其感受，采取针对性的居丧护理措施。

- 注意和家属建立良好的关系，信任是开展哀伤辅导的基础。
- 避免说一些空话，如“时间会治愈一切”“不要想这么多”等。
- 帮助丧亲者认识正常的哀伤反应，避免不适当的情绪宣泄。
- 谅解家属可能出现的情绪过激言行。

二、提供老年人家属处理后事指导服务

技能操作

协助老年人家属处理后事

【案例】蔡奶奶，女，75 岁，301 室 1 床，晚期肺癌，因病情恶化去世。请养老护理员协助老年人家属处理后事。

1. 操作流程

步骤 1：开具死亡证明

部分家属初次经历丧亲，对相关办理流程不清楚，养老护理员应首先指导家属找医生办理死亡证明。

步骤 2：联系殡仪馆

帮助家属选择合适的殡仪馆，并联系将遗体运送至殡仪馆，然后根据家属意愿协助办理遗体冷冻保存、遗体美容、丧葬用品选择、火化等手续。

步骤 3：指导注销户口

指导家属持死亡证明书去当地派出所办理户口注销。

步骤 4：协助召开追悼会

如家属有意愿，可协助家属确定追悼会时间，帮助家属举办追悼会，通知亲朋好友跟老年人进行最后的告别。

步骤 5：协助遗体火化

陪伴家属追悼会结束后进行遗体火化，在窗口目送遗体进出炉膛，之后领取骨灰。

步骤 6：安葬

指导家属选择合适墓地安放骨灰，与老年人做最后的告别。

步骤 7：整理遗物

指导家属整理并处置逝者遗物。

重点动作说明：

①正常死亡由医疗机构出具死亡证明，非正常死亡由县级以上公安、司法部门出具死亡证明。

②丧葬事宜要由经国家批准的殡葬单位办理。

③要选择符合国家殡葬要求的墓地。

照护记录单

房间号/床：301 室/1 床　姓名：蔡××　性别：女　年龄：75 岁

日期	时间	照护内容	签名
2022 年 2 月 2 日	12：00	评估老人家庭情况，帮助丧亲者接受亲人已经去世的事实，开展丧亲者教育；教会家属一些自我放松和促进睡眠的方法；帮助家属重新调整生活规律；通过电话回访，了解丧亲者的哀伤情绪处理状况	李×

2. 照护风险防控

● 处理后事以家属的意愿为主。

● 处理后事时要尊重老年人家庭的民族文化、宗教信仰、风俗习惯等，并做好沟通配合。

● 按照有关规定，在异地去世的老年人，原则上遗体应当在当地殡仪馆火化，禁止运往外地。因特殊原因确需运回原籍的，必须经当地民政部门批准并按相关规定办理。

第二章　康复服务

第一节　功能促进

学习要点

1. 组织和指导老年人开展康复体操活动。
2. 指导或协助老年人进行平地行走、上下楼梯训练。
3. 指导或协助老年人使用安全防护性辅助器具。

操作流程

准备 → 沟通 → 评估 → 讲解示范 → 指导训练 → 整理、记录

一、组织和指导老年人开展健身康复体操活动

技能操作

组织和指导老年人开展康复体操活动（以手指操为例）

【案例】张奶奶，女，69 岁，305 室 1 床，上肢肢体活动功能良好，下肢肌力较差，高血压病史 5 年，每日服用降压药。请养老护理员组织和指导老年人开展康复体操活动（手指操活动）。

1. 操作流程

步骤 1：准备

①养老护理员准备：着装整洁，洁净双手。

②老年人准备：老年人平卧于床，取舒适体位。

③环境准备：环境整洁，温湿度适宜。

④用物准备：记录单、笔、毛巾、音箱。

步骤 2：沟通

核对老年人信息，向老年人解释操作的目的及需要配合的注意事项，征得老年人同意。

步骤 3：评估

评估老年人的意识情况和配合程度；评估老年人的肢体活动情况，为老年人测量脉搏和血压。

步骤 4：讲解示范

养老护理员摇高床头，协助老年人取半卧位，耐心地向老年人讲解康复体操（手指操）活动的每一步操作要点，并为老年人进行正确示范。

第一巧：虎口平击 36 次。

第二巧：手掌侧击 36 次。

第三巧：手腕互击 36 次。

第四巧：虎口交叉互击 36 次。

第五巧：十指交叉互击 36 次。

第六巧：左拳击右掌心 36 次。

第七巧：右拳击左掌心 36 次。

第八巧：手背互相拍击 36 次。

第九巧：搓揉双耳 36 次。

第十巧：手掌心互相摩擦 6 下至微热，轻盖双眼，眼球左右转 6 圈，周而复始做 6 次。

步骤 5：指导训练

①养老护理员指导老年人做热身运动。

②养老护理员逐步为老年人示范动作，并指导老年人练习。

③配合音乐，养老护理员带领老年人进行练习。

④根据老年人身体情况及训练计划，可适时结束活动。休息之前，做放松运动。

⑤询问老年人对康复体操（手指操）活动的掌握情况。

⑥协助老年人取舒适体位。与老年人沟通本次训练的感受，预约下次训练的时间（如图 2-2-1 至图 2-2-12 所示）。

步骤 6：整理、记录

整理用物，放回原处。洁净双手，记录老年人训练的情况、老年人的感受和反应。

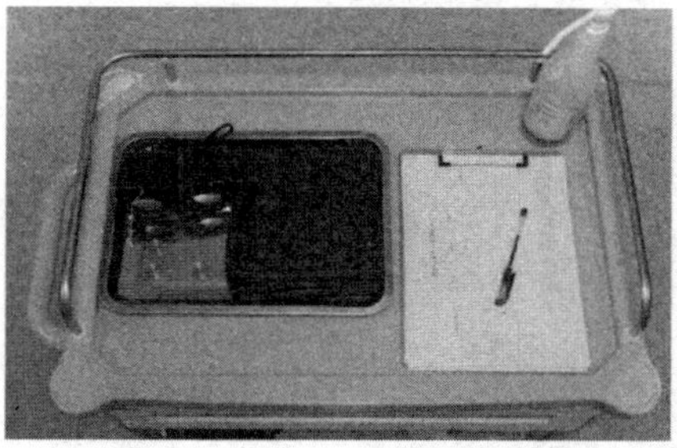

图 2-2-1　用物准备

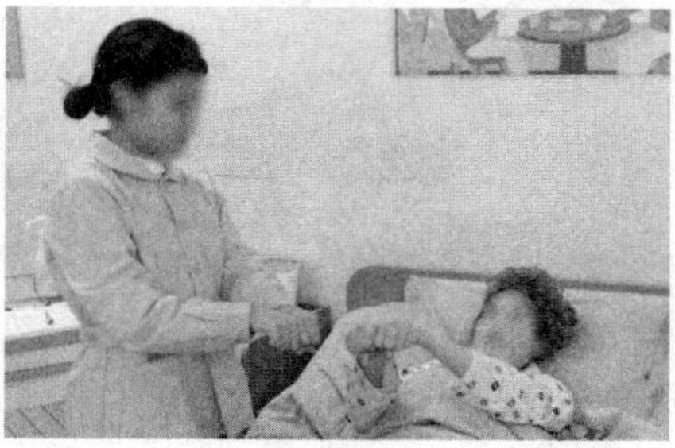

图 2-2-2　虎口平击

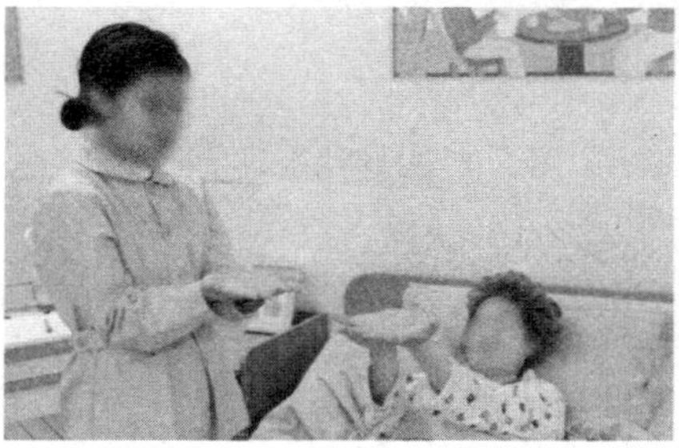

图 2-2-3　手掌侧击

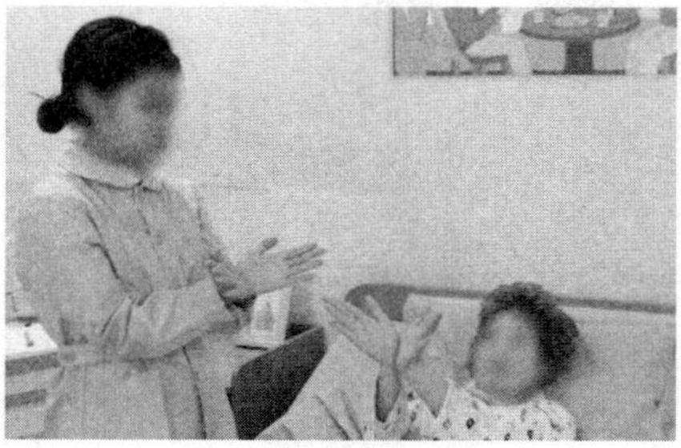

图 2-2-4　手腕互击

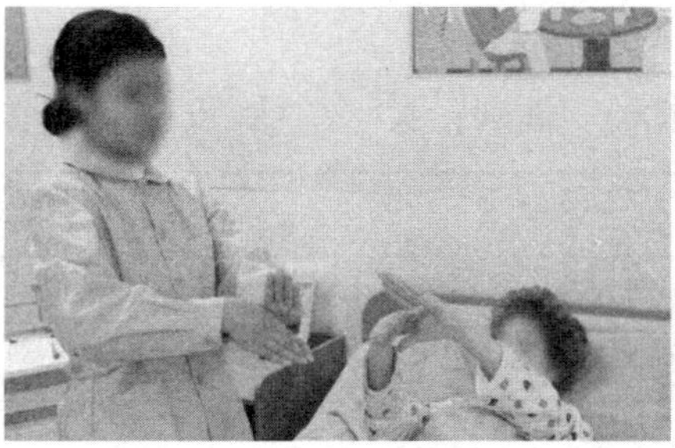

图 2-2-5　虎口交叉互击

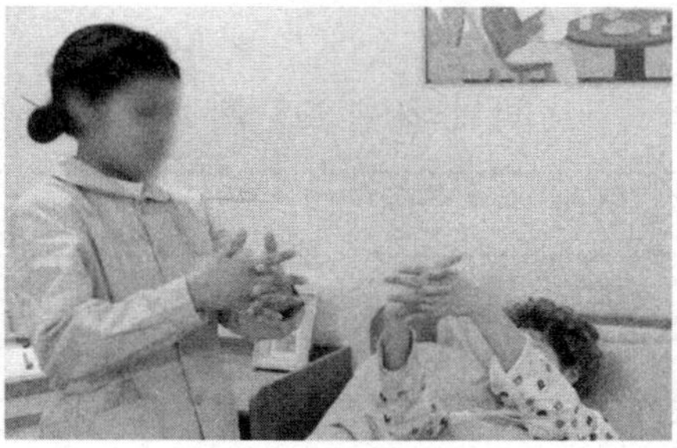

图 2-2-6　十指交叉互击

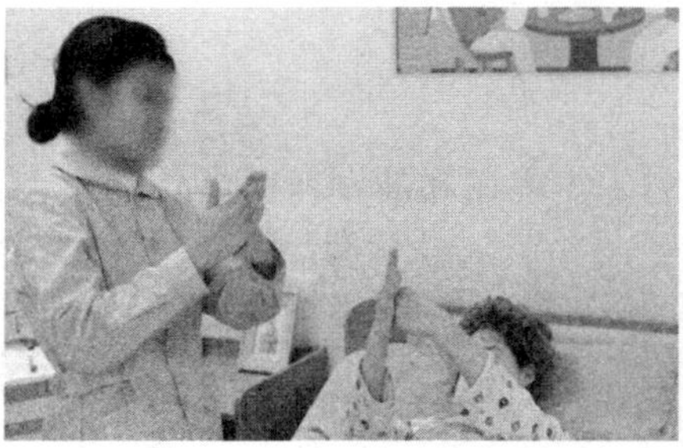

图 2-2-7　左拳击右掌心

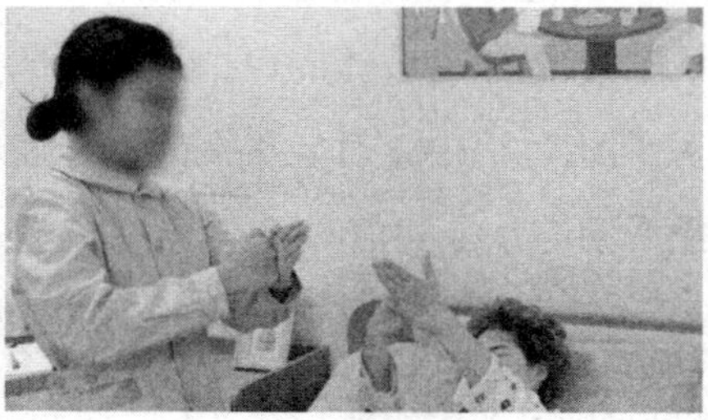

图 2-2-8　右拳击左掌心

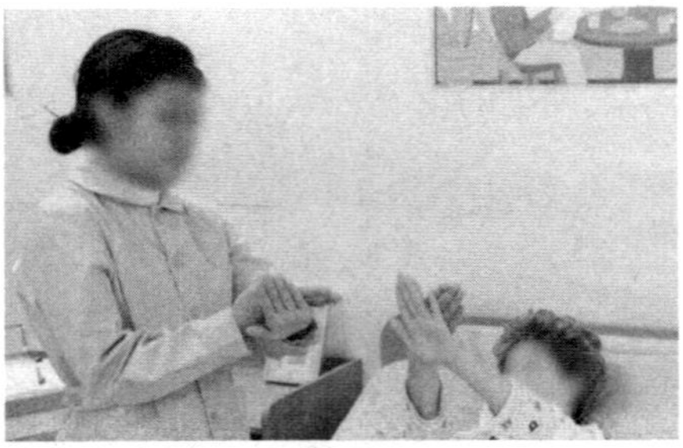

图 2-2-9　手背互相拍击

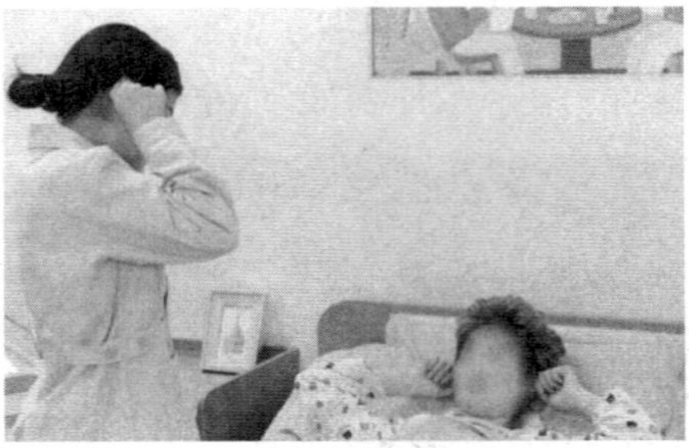

图 2-2-10　搓揉双耳

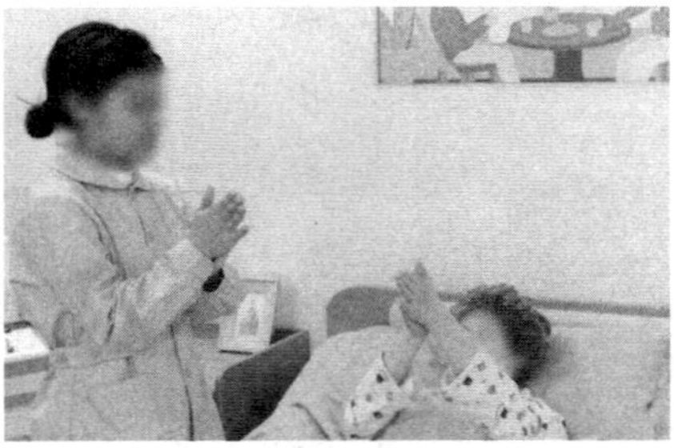

图 2-2-11　摩擦掌心

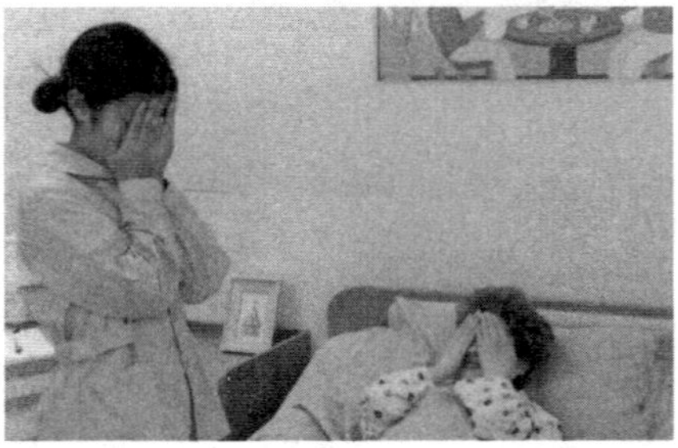

图 2-2-12　轻盖双眼

照护记录单

房间号/床：305 室/1 床　姓名：张××　性别：女　年龄：69 岁

日期	时间	照护内容	签名
2022 年 6 月 5 日	10：00	指导张奶奶开展康复体操活动（手指操），运动时间 30 分钟，张奶奶无不适	徐×

2. 照护风险防控

- 训练过程中防止老年人坠床。
- 注意老年人肢体的保护，不可拖拉拽。
- 训练过程中，对老年人的良好表现及时提出表扬和鼓励，以维持老年人进行健身操活动的兴趣和信心。
- 活动中注意观察老年人的反应，如发现其厌烦、劳累，要及时调整体位或停止活动，并及时帮助老年人喝水或擦去汗水。

二、指导或协助老年人进行平地行走、上下楼梯训练

技能操作

指导或协助老年人进行平地行走、上下楼梯训练

【案例】葛奶奶，女，68 岁，405 室 1 床，左侧偏瘫，高血压病史 5 年，每日服用降压药，请养老护理员使用水银血压计为葛奶奶测量血压。

1. 操作流程

步骤 1：准备

①养老护理员准备：着装整洁，洁净双手。

②老年人准备：老年人坐在椅子上，取舒适体位。

③环境准备：环境整洁，温湿度适宜。

④用物准备：记录单、笔、毛巾、四角拐杖、康复保护腰带。

步骤 2：沟通

核对老年人信息，向老年人解释操作的目的及需要配合的注意事项，征得老年人同意。

步骤 3：评估

评估老年人的意识情况和配合程度，评估老年人的肢体活动情况，为老年人测量脉搏和血压。

步骤 4：讲解示范

养老护理员耐心地向老年人讲解进行平地行走、上下楼梯的每一步操作要点，并为老年人进行正确示范。

步骤 5：指导训练

①养老护理员指导老年人做热身运动 5~10 分钟。

②训练前准备：检查手杖，调整手杖高度，为老年人系上康复保护腰带。

③三点步行训练：指导老年人伸出手杖，先迈出患足，再迈出健足，养老护理员站在老年人患侧进行保护。

④两点步行训练：指导老年人同时伸出手杖和患足并支撑体重，再迈出健足，养老护理员站在老年人患侧进行保护。

⑤上楼梯训练：养老护理员嘱老年人健侧手持手杖，先迈健足，再上手杖，最后迈上患足，养老护理员站在老年人患侧后方（一手轻托患侧前臂，一手抓紧腰

带）进行保护。

⑥下楼梯训练：养老护理员嘱老年人健侧手持手杖下移，再患侧下肢下移，最后健侧下肢下移，养老护理员站在老年人患侧前方（一手轻托患侧前臂，一手抓紧腰带）进行保护。

⑦取下康复保护腰带，询问老年人对平地行走、上下楼梯的掌握情况。

⑧协助老年人取舒适体位。与老年人沟通本次训练的感受，预约下次训练的时间（如图 2-2-13 至图 2-2-17 所示）。

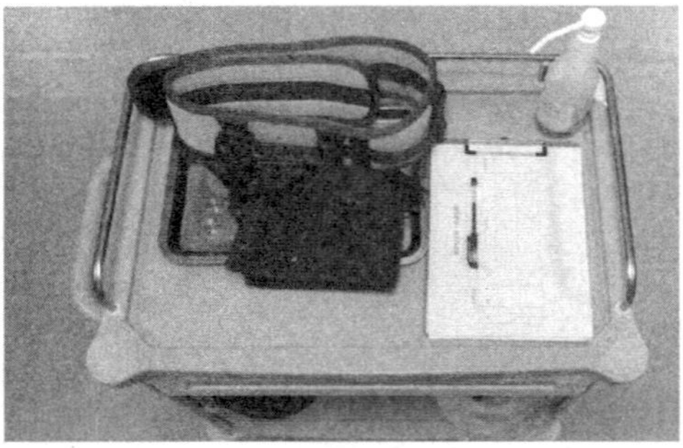

图 2-2-13　用物准备

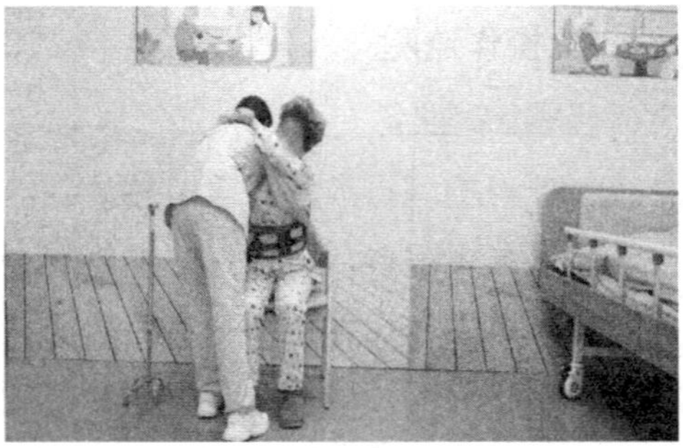

图 2-2-14　系康复保护腰带

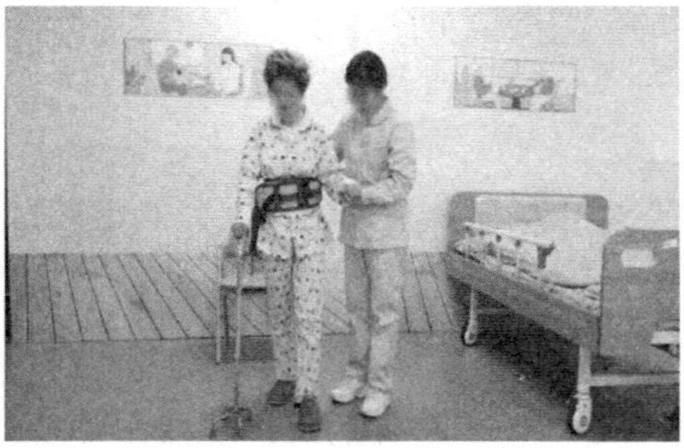

图 2-2-15　平地行走

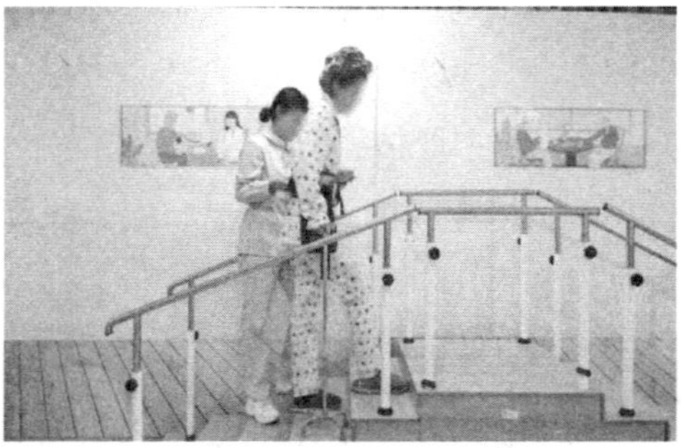

图 2-2-16　上楼梯

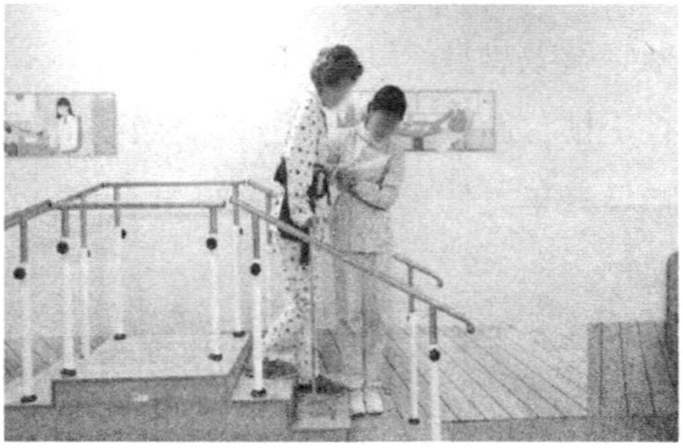

图 2-2-17　下楼梯

步骤 6：整理、记录

整理用物，放回原处。洁净双手，记录老年人训练的情况、老年人的感受和反应。

照护记录单

房间号/床：405 室/1 床　姓名：葛××　性别：女　年龄：68 岁

日期	时间	照护内容	签名
2022 年 6 月 8 日	10：00	指导、协助葛奶奶进行平地行走、上下楼梯训练，时间 30 分钟，葛奶奶无不适	郑×

2. 照护风险防控

- 训练过程中防止老年人跌倒。
- 注意老年人偏瘫肢体的保护，不可拖拉拽。
- 训练过程中，对老年人的良好表现及时提出表扬和鼓励，以维持老年人进行平地行走、上下楼梯的兴趣和信心。
- 活动中注意观察老年人的反应，发现其厌烦、劳累，要及时调整体位或停止活动，并及时帮助老年人喝水或擦去汗水。

三、指导或协助老年人使用安全防护性辅助器具

技能操作一

指导或协助老年人使用移动辅助器具（以无障碍扶手为例）

【案例】葛奶奶，女，68 岁，405 室 1 床，左侧偏瘫，高血压病史 5 年，每日服用降压药。请养老护理员指导或协助老年人使用安全防护性辅助器具（无障碍扶手）。

1. 操作流程

步骤 1：准备

①养老护理员准备：着装整洁，洁净双手。

②老年人准备：老年人取舒适体位。

③环境准备：环境整洁，温湿度适宜。

④用物准备：记录单、笔。

步骤 2：沟通

向老年人解释操作的目的及需要配合的注意事项，征得老年人同意。

步骤 3：评估

评估老年人的意识情况和配合程度；评估老年人的肢体活动情况和认知程度。

步骤 4：讲解示范

养老护理员耐心地向老年人讲解使用无障碍扶手的每一步操作要点，并为老年人进行正确示范。

步骤 5：指导使用

①养老护理员指导并协助老年人使用安全防护性辅助器具（无障碍扶手）。

②询问老年人对使用无障碍扶手的掌握情况。

③请老年人独立使用无障碍扶手。

④协助老年人取舒适体位。与老年人沟通本次训练的感受，预约下次训练的时间（如图 2-2-18 至图 2-2-20 所示）。

步骤 6：整理、记录

整理用物，放回原处。洁净双手，记录老年人训练的情况、老年人的感受和反应。

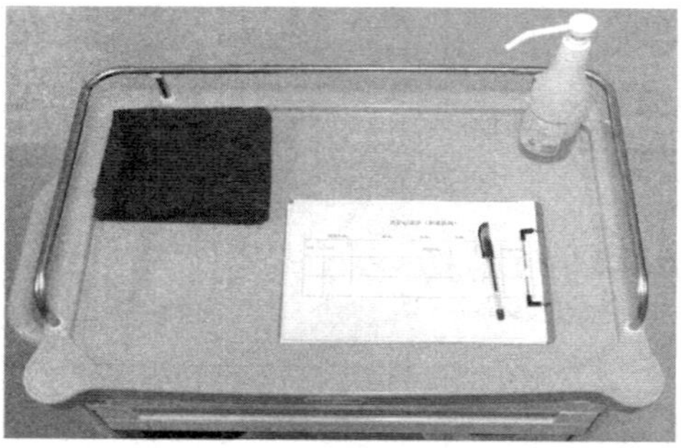

图 2-2-18　用物准备

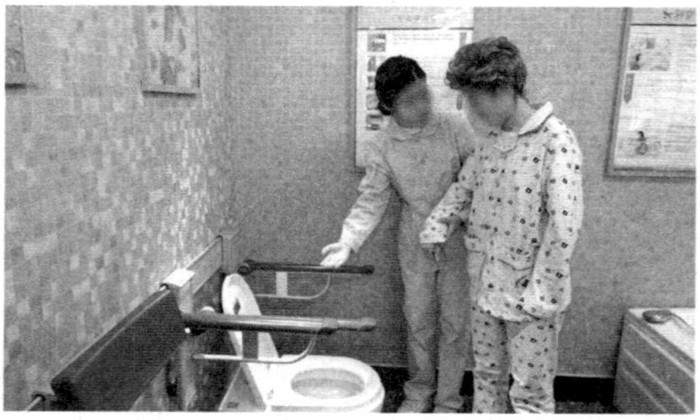

图 2-2-19　讲解无障碍扶手的使用

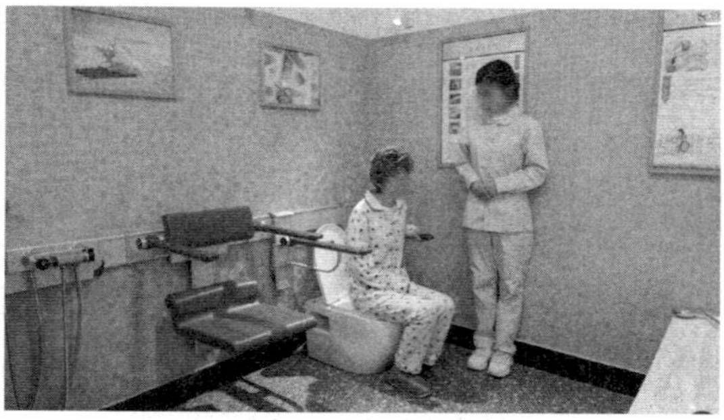

图 2-2-20　指导使用无障碍扶手

照护记录单

房间号/床：405 室/1 床　姓名：葛××　性别：女　年龄：68 岁

日期	时间	照护内容	签名
2022 年 6 月 15 日	11：00	指导、协助葛奶奶使用无障碍扶手，时间为 20 分钟，葛奶奶无不适	刘×

2. 照护风险防控

- 依据老年人的身体情况、经济状况、文化程度等选择适合的移动辅助器具。
- 训练过程中注意观察老年人有无异常，多用鼓励语言，注意老年人的安全。

技能操作二

指导或协助老年人使用洗浴辅助器具

【案例】葛奶奶，女，68 岁，405 室 1 床，左侧偏瘫，高血压病史 5 年，每日服用降压药。请养老护理员指导或协助老年人使用洗浴辅助器具。

1. 操作流程

步骤 1：准备

①养老护理员准备：着装整洁，洁净双手。

②老年人准备：老年人取舒适体位。

③环境准备：环境整洁，温湿度适宜。

④用物准备：记录单、笔（如图 2-2-21 所示）。

步骤 2：沟通

向老年人解释操作的目的及需要配合的注意事项，征得老年人同意。

步骤 3：评估

评估老年人的意识情况和配合程度；评估老年人的肢体活动情况和认知程度。

步骤 4：讲解示范

养老护理员耐心地向老年人讲解使用洗浴辅助器具的每一步操作要点，并为老年人进行正确示范。

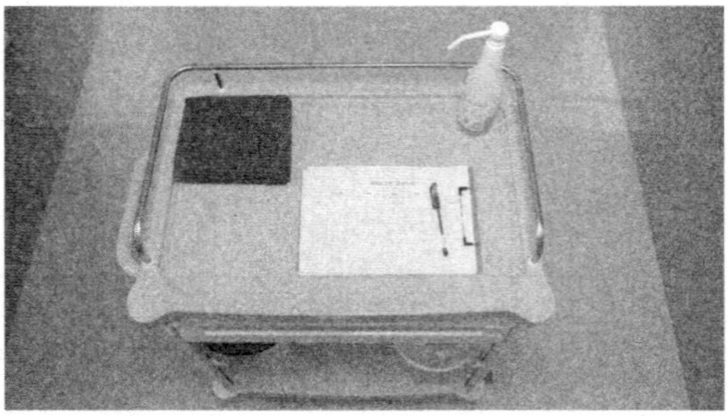

图 2-2-21　用物准备

步骤 5：指导使用

①养老护理员指导并协助老年人使用洗浴辅助器具。

②询问老年人对使用洗浴辅助器具的掌握情况。

③请老年人独立使用洗浴辅助器具。

④协助老年人取舒适体位。与老年人沟通本次训练的感受，预约下次训练的时间。

步骤 6：整理、记录

整理用物，放回原处。洁净双手，记录老年人训练的情况、老年人的感受和反应。

照护记录单

房间号/床：405 室/1 床　姓名：葛××　性别：女　年龄：68 岁

日期	时间	照护内容	签名
2022 年 6 月 18 日	11：00	指导、协助葛奶奶使用洗浴辅助器具，时间为 20 分钟，葛奶奶无不适	周××

2. 照护风险防控

- 依据老年人的身体情况、经济状况、文化程度等选择适合的洗浴辅助器具。
- 训练过程中注意观察老年人有无异常，多用鼓励语言，注意老年人的安全。

第二节　认知训练

学习要点

1. 指导轻、中度认知功能障碍的老年人进行记忆力等训练。
2. 指导轻、中度认知功能障碍的老年人进行定向力等训练。

操作流程

准备 → 沟通 → 评估 → 讲解示范 → 指导训练 → 整理、记录

一、轻、中度认知功能障碍老年人记忆力训练指导

技能操作

为老年人进行记忆力训练

【案例】许奶奶，女，68 岁，601 室 2 床，患失智症 3 年。请养老护理员指导轻、中度认知功能障碍的老年人进行记忆力训练。

1. 操作流程

步骤 1：准备

①养老护理员准备：着装整洁，洁净双手。

②老年人准备：老年人平卧于床，取舒适体位。

③环境准备：环境整洁，温湿度适宜。

④用物准备：记录单、笔、记忆训练卡片等。

步骤 2：沟通

核对老年人信息，向老年人解释操作的目的及需要配合的注意事项，征得老年人同意。

步骤 3：评估

评估老年人的意识情况和配合程度；评估老年人的肢体活动情况和认知程度。

步骤 4：讲解示范

养老护理员耐心地向老年人讲解记忆力训练的操作要点，并为老年人进行正确示范。

步骤 5：指导训练

①摇高床头，将床旁小餐桌摆在老年人面前的合适位置，取出彩图（如各种水果卡片），摆放在合适的位置，便于沟通并向老年人展示，引导老年人做好训练的心理准备。

②瞬间记忆训练：将各种卡片反面向上，取出一张（如西瓜图片），让老年人识别是什么水果。当老年人能正确识别以后，可立刻将彩图正面向下，要求老年人回忆刚才看到的是什么，以训练瞬间记忆能力。重复以上步骤 2~3 次。

③短时记忆训练：当老年人能够对多张彩图进行识别和瞬间回忆正确时，可将刚刚识别的彩图正面向下，让老年人回忆并回答刚才看到了什么，以训练短时记忆。再将刚刚识别的水果彩图正面向上，让老年人找出刚刚看到的第一张图片，以加强短时记忆。

④协助老年人取舒适体位。与老年人沟通本次训练的感受，预约下次训练的时间（如图 2-2-22 至图 2-2-24 所示）。

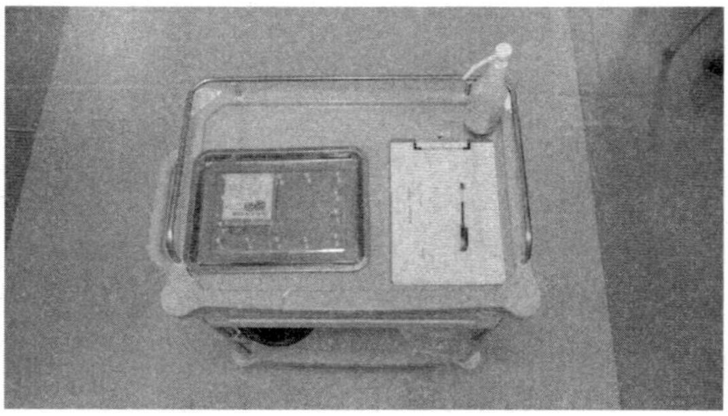

图 2-2-22　用物准备

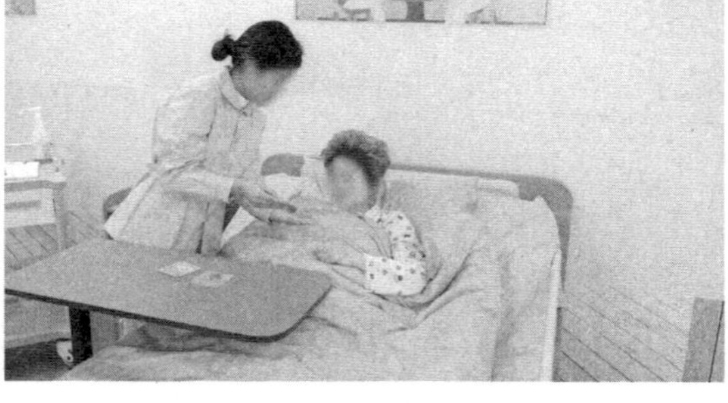

图 2-2-23　瞬间记忆训练

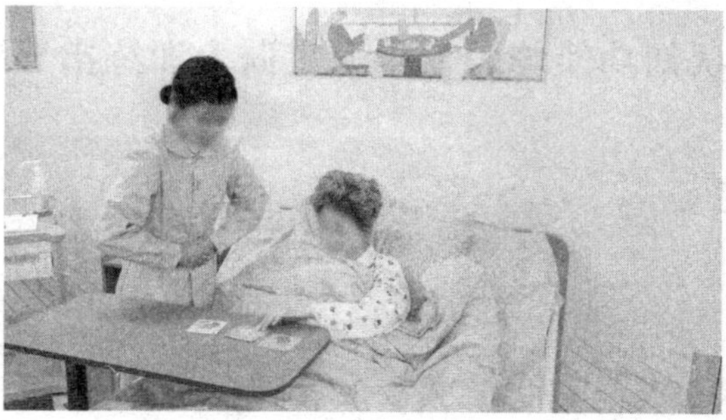

图 2-2-24　短时记忆训练

步骤 6：整理、记录

整理用物，放回原处。洁净双手，记录老年人训练的情况、老年人的感受和反应。

照护记录单

房间号/床：601 室/2 床　姓名：许××　性别：女　年龄：68 岁

日期	时间	照护内容	签名
2022 年 2 月 12 日	10：00	指导许奶奶进行记忆力训练，时间为 30 分钟，许奶奶无不适	徐×

2. 照护风险防控

- 如老年人注意力转移或者不耐烦，采取有效措施吸引其注意力，如另换一张对其有吸引力的图片等。
- 当老年人识别不清时，可适当提醒，让老年人复述，直至记住。
- 密切观察老年人的情绪，如其有烦躁情绪，立即停止或转移其注意力。
- 对老年人的良好表现及时提出表扬和鼓励，维持老年人进行训练的兴趣。
- 对合并偏瘫的老年人注意保护患侧肢体。
- 训练过程中注意观察老年人的感受和反应，如有异常，停止训练并及时上报。

二、轻、中度认知功能障碍老年人定向力训练指导

技能操作

为老年人进行定向力训练

【案例】许奶奶，女，68 岁，601 室 2 床，患失智症 3 年。请养老护理员指导轻、中度认知功能障碍的老年人进行定向力训练。

1. 操作流程

步骤 1：准备

①养老护理员准备：着装整洁，洁净双手。

②老年人准备：老年人平卧于床，取舒适体位。

③环境准备：环境整洁，温湿度适宜。

④用物准备：记录单、笔、日历、钟表、旧照片等。

步骤 2：沟通

核对老年人信息，向老年人解释操作的目的及需要配合的注意事项，征得老年人同意。

步骤 3：评估

评估老年人的意识情况和配合程度；评估老年人的肢体活动情况和认知程度。

步骤 4：讲解示范

养老护理员耐心地向老年人讲解定向力训练的操作要点，并为老年人进行正确示范。

步骤 5：指导训练

①摇高床头，将床旁小餐桌摆在老年人面前的合适位置，取出日历、钟表、旧照片等摆放在合适的位置，便于沟通并向老年人展示，引导老年人做好训练的心理准备。

②时间定向力训练：养老护理员请老年人拿起日历，询问老年人现在的日期和季节。请老年人拿起钟表，询问现在的时间是几点钟，是上午还是下午。老年人认识如有困难，养老护理员可以适当提醒和引导。

③人物和地点定向力训练：养老护理员展示与老年人相关的照片，询问老年人照片中的人或者地点是谁或者是哪里，训练过程中可以提示老年人照片中是谁，跟自己的关系；或者照片中的地点是哪里，前后左右有哪些物品。等老年人可以复述

照片内容后，将照片收起，1 分钟后再展示照片，询问上述内容。

④协助老年人取舒适体位。与老年人沟通本次训练的感受，预约下次训练的时间（如图 2-2-25 至图 2-2-28 所示）。

步骤 6：整理、记录

整理用物，放回原处。洁净双手，记录老年人训练的情况、老年人的感受和反应。

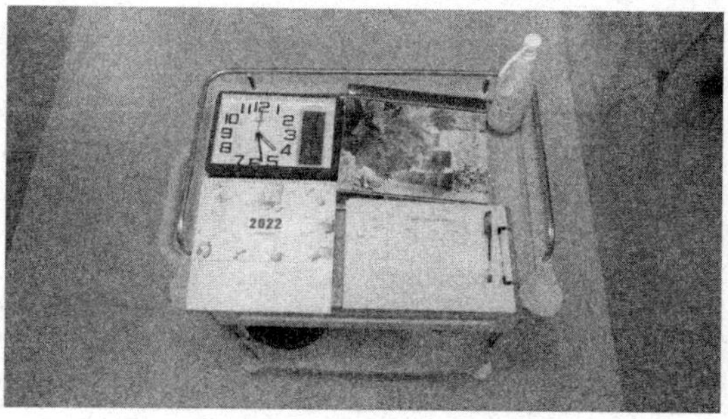

图 2-2-25 用物准备

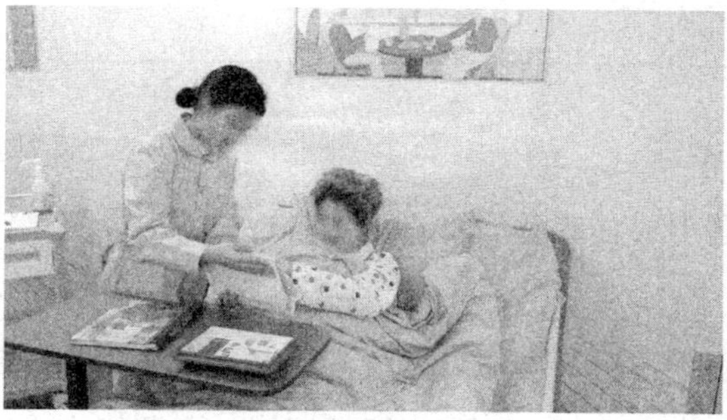

图 2-2-26 使用日历指导时间定向力训练

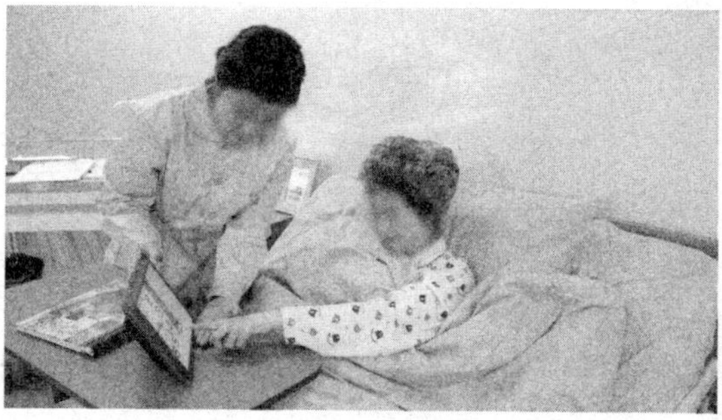

图 2-2-27 使用钟表指导时间定向力训练

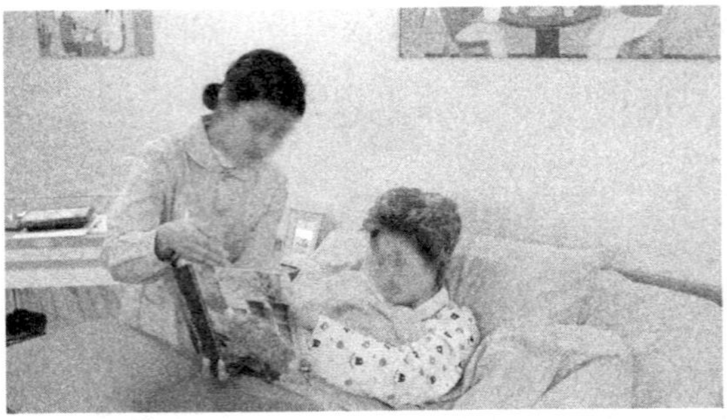

图 2-2-28　使用旧照片指导定向力训练

照护记录单

房间号/床：601 室/2 床　姓名：许××　性别：女　年龄：68 岁

日期	时间	照护内容	签名
2022 年 2 月 12 日	15：00	指导许奶奶进行定向力训练，时间为 30 分钟，老年人无不适	郑×

2. 照护风险防控

- 如老年人注意力转移或者不耐烦，采取有效措施吸引其注意力，如更换一张对其有吸引力的图片等。
- 当老年人识别不清时，可适当提醒，让老年人复述，直至记住。
- 密切观察老年人的情绪，如其有烦躁情绪，立即停止或转移其注意力。
- 对老年人的良好表现及时提出表扬和鼓励，维持老年人进行训练的兴趣。

第三章　心理支持

第一节　沟通交流

学习要点

1. 与功能受损老年人进行沟通。
2. 在发生冲突的情况下进行沟通。

操作流程

1. 与功能受损老年人沟通。

准备 ➡ 解释 ➡ 评估 ➡ 实施沟通 ➡ 整理、记录

2. 化解冲突的沟通方式。

准备 ➡ 解释 ➡ 评估 ➡ 沟通 ➡ 结束沟通 ➡ 整理、记录

一、与功能受损老年人沟通

技能操作一

与失明老年人沟通

1. 操作流程

【案例】姜奶奶，女，68 岁，501 室 1 床，自幼失明。请养老护理员与她进行沟通。

步骤 1：准备

①养老护理员准备：着装整洁，洁净双手。

②老年人准备：老年人取舒适体位。

③环境准备：环境整洁，温湿度适宜。

④用物准备：记录单、笔（如图 2-3-1 所示）。

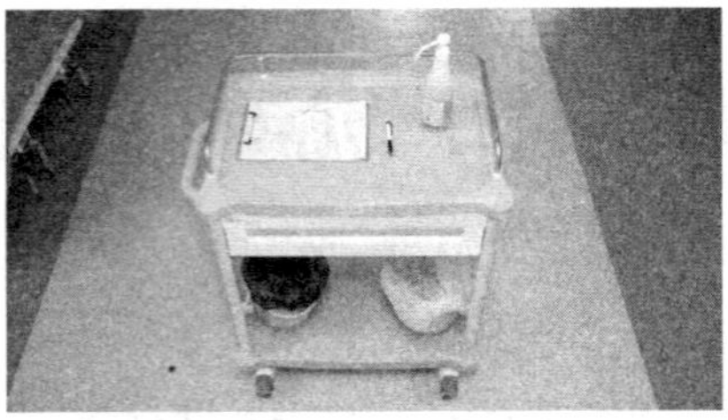

图 2-3-1　用物准备

步骤 2：解释

向老年人解释操作的目的及需要配合的注意事项，征得老年人同意。

步骤 3：评估

评估老年人失明的原因是先天的还是后天的。一般情况下，先天失明的老年人触觉比较敏锐，而因疾病导致失明的老年人触觉相对迟缓，反应会更加迟钝，容易出现自卑、自暴自弃甚至厌世的情绪。

步骤 4：实施沟通

①根据老年人的喜好选择沟通场所。对于喜欢室外的老年人可以在院子、花园等场所与其沟通，使老年人其他感官舒适，心情舒畅；也可以安排在室内，如老年人卧室、心理咨询室、接待室等场所，使其有安全感，更易于对养老护理员敞开心扉。

②沟通时养老护理员的声音要清晰温柔。

③沟通时要注意观察老年人的面部表情和反应，可以进行适度的肢体接触（如图 2-3-2 所示）。

步骤 5：整理、记录

沟通结束后，洁净双手，做好记录，与老年人道别，轻轻关门。如果在室外沟通，应将老年人送回房间，保证其安全。

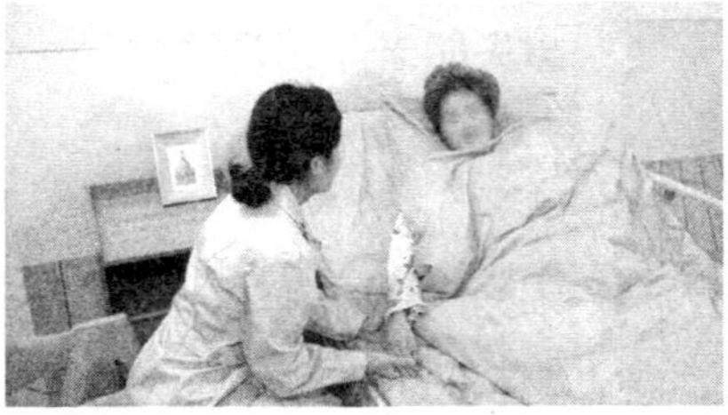

图 2-3-2　与失明的老年人沟通

照护记录单

房间号/床：501 室/1 床　姓名：姜××　性别：女　年龄：68 岁

日期	时间	照护内容	签名
2022 年 9 月 12 日	9：00	与姜奶奶沟通她的需求，沟通顺利，姜奶奶无不适	徐×

2. 照护风险防控

- 要回避老年人不喜欢的或敏感的话题。
- 沟通的态度要真诚、耐心，多关心、多鼓励。
- 沟通时需要平等友好交流，尊重对方。
- 应围绕如何为老年人提供高质量服务为中心进行沟通。

技能操作二

与失语老年人沟通

1. 操作流程

【案例】潘奶奶，女，73 岁，502 室 1 床，自幼失聪。请养老护理员与她进行沟通。

步骤 1：准备

①养老护理员准备：着装整洁，洁净双手。

②老年人准备：老年人取舒适体位。

③环境准备：环境整洁，温湿度适宜。

④用物准备：记录单、笔、纸、卡片等（如图 2-3-3 所示）。

步骤 2：解释

向老年人解释操作的目的及需要配合的注意事项，征得老年人同意。

步骤 3：评估

评估老年人失语的原因，是永久失语还是患有短暂性失语症，是否有清晰的自我认知，听力是否正常。失语会导致老年人沮丧和灰心。养老护理员如果沟通不当，会导致失语老年人拒绝沟通、回避沟通。因此，对于听力正常但是无法讲话或者讲话不清晰的老年人，养老护理员一定要有更多的耐心。

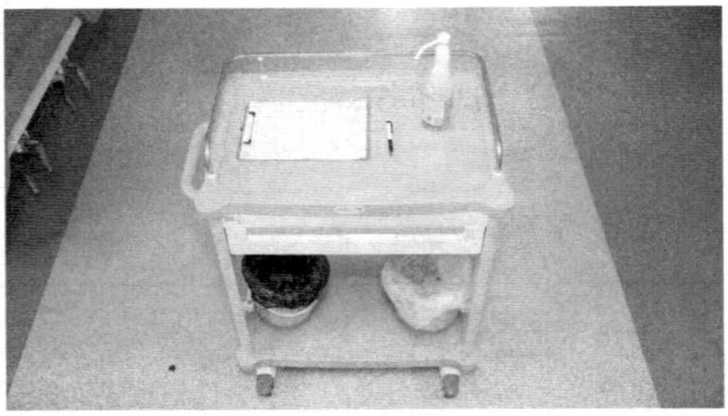

图 2-3-3　用物准备

步骤 4：实施沟通

①选择适当的沟通场所，最好是老年人熟悉的环境，且配备有常用的标识。

②采用有效的沟通技巧。

对于听力正常但暂时性失语的老年人：要集中注意力倾听，使用同正常人讲话的方式与其讲话，切忌表现出不耐烦或催促老年人，协助老年人通过手势、写字板、画画等各种方式进行沟通交流。一旦老年人能够讲出一点语言，一定要加以鼓励和表扬肯定，尽量让其多讲。

对于听力正常但永久性失语的老年人：要使双方的沟通尽量简洁明确，避免老年人因不理解而导致情绪低落或者发脾气。可以制作特殊的沟通卡片，配有简单的图片和文字，比如喝水、小便、大便、吃饭等，或通过肢体语言进行交流。

对于理解能力有障碍的失语老年人：可以用手势或肢体动作予以引导，比如拿起杯子往嘴边放表示喝水，双手揉搓表示洗手等。表达想吃什么东西的意愿时，可以利用图卡（如图 2-3-4 所示）。

步骤 5：整理、记录

沟通结束后，洁净双手，做好记录，与老年人道别，轻轻关门。如果在室外沟通，应将老年人送回房间，保证其安全。

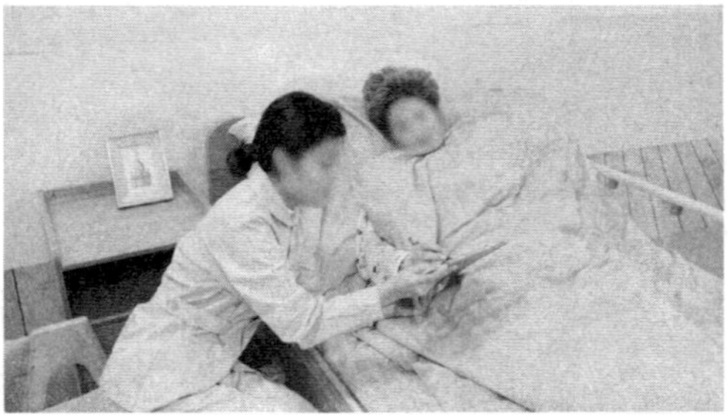

图 2-3-4　与失语的老年人沟通

照护记录单

房间号/床：502 室/1 床　姓名：潘××　性别：女　年龄：73 岁

日期	时间	照护内容	签名
2022 年 9 月 15 日	9：00	与潘奶奶沟通她的需求，沟通顺利，潘奶奶无不适	郑×

2. 照护风险防控

- 鼓励老年人用各种方式表达自己的需求并及时回应，短时间无法配合的，应暂停。
- 多使用老年人习惯的个性化沟通方式。
- 注意沟通时采用的方法、态度、表情、肢体动作要适合老年人。
- 沟通时需要平等友好交流、尊重对方。
- 应围绕如何为老年人提供高质量服务为中心进行沟通。

技能操作三

与失聪老年人沟通

1. 操作流程

【案例】程奶奶，女，69 岁，503 室 1 床，自幼失聪。请养老护理员与她进行沟通。

步骤 1：准备

①养老护理员准备：着装整洁，洁净双手。

②老年人准备：老年人取舒适体位。

③环境准备：环境整洁，温湿度适宜。

④用物准备：记录单、笔、纸、卡片等（如图 2-3-5 所示）。

步骤 2：解释

向老年人解释操作的目的及需要配合的注意事项，征得老年人同意。

步骤 3：评估

对于完全性失聪老年人主要采用手势语沟通和肢体动作沟通。对于听力下降的

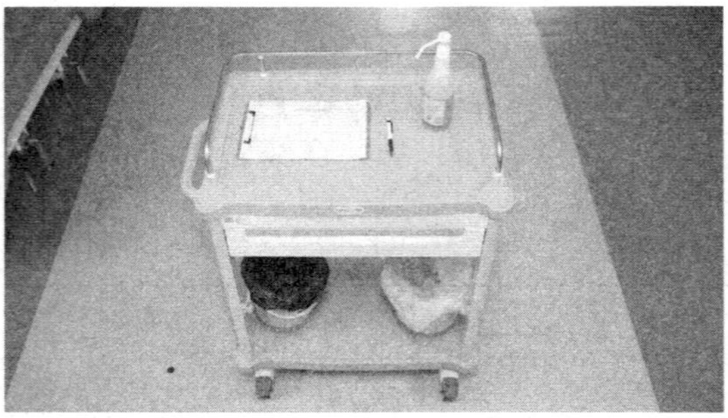

图 2-3-5　用物准备

老年人除了非语言沟通之外，也可以采用语言沟通的方式，但是声音一定要清晰洪亮，建议给老年人佩戴助听器。无论哪种失聪程度的老年人都可以使用书面沟通，书写的字迹一定要清晰，字号要大，保证老年人能够看清。

步骤 4：实施沟通

①选择适当的沟通形式。

②根据老年人的喜好选择沟通场所，光线明亮，保证在沟通过程中，老年人能够看清养老护理员的口形、手势、肢体动作或者书写的文字信息。

③采用有效的沟通技巧。对于完全性失聪的老年人主要采用手势、肢体动作、文字进行沟通，也可以使用智能设备。对于听力下降的老年人，可以尝试用语言沟通，但养老护理员的声音要清晰洪亮，并时常伴有肢体动作，帮助老年人更好地理解沟通内容（如图 2-3-6 所示）。

步骤 5：整理、记录

沟通结束后，洁净双手，做好记录，与老年人道别，轻轻关门。如果在室外沟通，应将老年人送回房间，保证其安全。

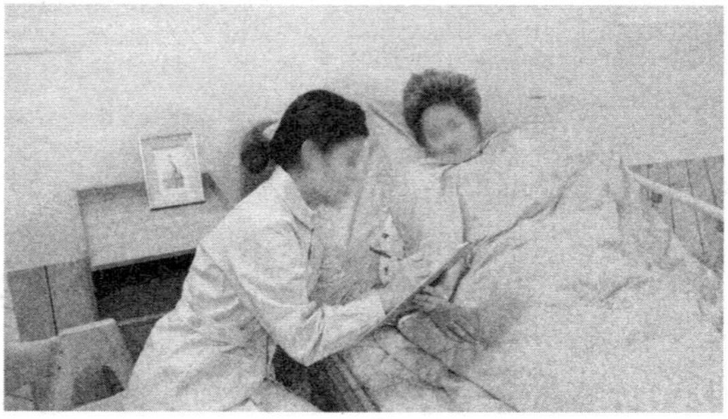

图 2-3-6　与失聪的老年人沟通

照护记录单

房间号/床：503 室/1 床　姓名：程××　性别：女　年龄：69 岁

日期	时间	照护内容	签名
2022 年 9 月 21 日	9：00	与老年人沟通她的需求，沟通顺利，老年人无不适	刘×

2. 照护风险防控

- 鼓励老年人用各种方式表达自己的需求并及时回应，如老年人短时间无法配合应暂停。
- 多使用老年人习惯的个性化沟通方式。
- 协助老年人使用助听器并调整好音量。
- 沟通时需要平等友好交流、尊重对方。
- 应围绕如何为老年人提供高质量服务为中心进行沟通。

二、化解冲突的沟通方式

技能操作

化解冲突的沟通方式

1. 操作流程

【案例】陆奶奶，女，72 岁，504 室 1 床，某天情绪非常焦躁，与养老护理员发生了冲突。请养老护理员在发生冲突的情况下进行沟通。

步骤 1：准备

①养老护理员准备：着装整洁，洁净双手。

②老年人准备：老年人取舒适体位。

③环境准备：环境整洁，温湿度适宜。

④用物准备：记录单、笔、杯子等（如图 2-3-7 所示）。

步骤 2：解释

向老年人解释操作的目的及需要配合的注意事项，征得老年人同意。

步骤 3：评估

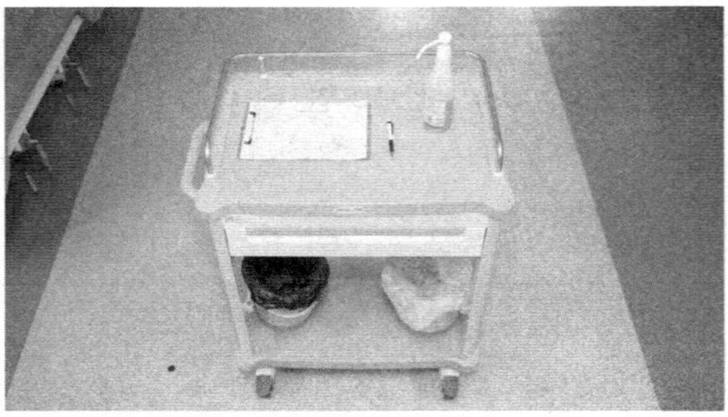

图 2-3-7　用物准备

评估老年人的生命体征和意识情况，询问有无不适；了解冲突的原因，老年人的情绪状态。

步骤 4：实施沟通

①养老护理员站在老年人的视线范围内，与老年人保持目光接触，不要在老年人的面前与他人耳语或使用手势。

②耐心倾听，细心观察，让老年人感觉到你很关心理解他（她）。

③利用同理心反馈沟通事宜，简明清晰。

④安抚后观察老年人情绪是否改善，适时帮助老年人补水，及时上报（如图 2-3-8 至图 2-3-9 所示）。

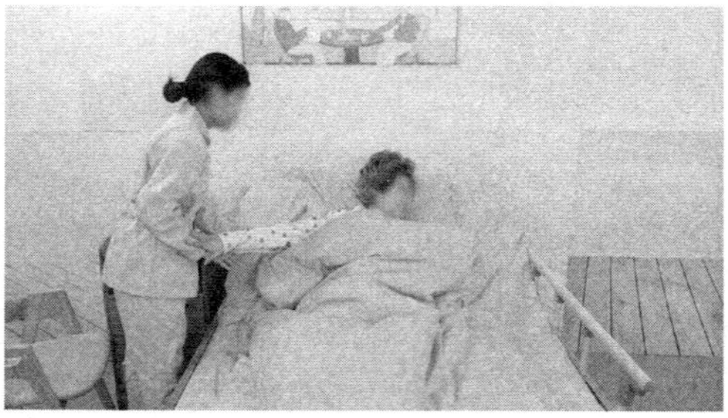

图 2-3-8A　与老年人发生冲突

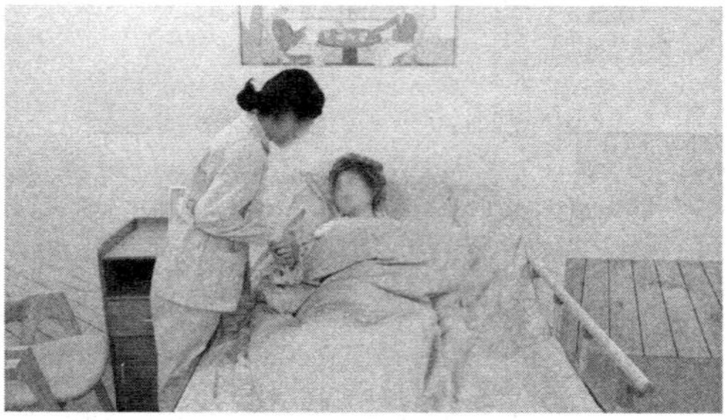

图 2-3-8B　发生冲突时沟通

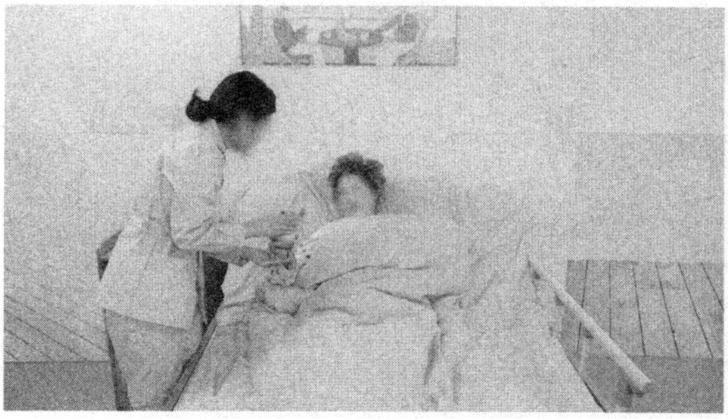

图 2-3-9　帮助老年人补水

步骤 5：结束沟通

询问老年人的需求，感谢对方的配合，必要时整理环境，与老年人道别。

步骤 6：整理、记录

①整理用品。

②记录沟通时老年人的情绪、行为表现和沟通交流情况，并做好交接。

照护记录单

房间号/床：504 室/1 床　姓名：陆××　性别：女　年龄：72 岁

日期	时间	照护内容	签名
2022 年 9 月 25 日	11：00	陆奶奶今天情绪焦躁，与护理员发生冲突，经过沟通，陆奶奶恢复平和的心境，沟通顺利	周××

2. 照护风险防控

• 留心观察老年人的情绪反应，老年人如情绪激动、身体不适，做好应急救治措施准备。

• 重视老年人的心理感受，避免对其说教、与其争辩。

• 监测老年人的生命体征，及时报告。

• 避免敷衍表现，更应以多关心、体谅、耐心让老年人感觉到你在帮助他（她）解决问题。

• 沟通时需要平等友好交流、尊重对方。

• 应围绕如何为老年人提供高质量服务为中心进行沟通。

第二节　心理辅导

学习要点

1. 应对岗位工作压力。
2. 指导老年人自我解压。
3. 识别老年人的异常心理活动，并及时应对上报。
4. 根据老年人心理及情绪变化采取应对方法。

操作流程

1. 应对岗位工作压力操作流程。

预设压力情景 → 评价压力情景 → 改变消极念头

2. 指导老年人自我解压操作流程。

评估 → 准备 → 指导自我解压 → 整理、记录

3. 识别老年人异常心理活动并及时应对上报操作流程。

沟通 → 准备 → 评估 → 识别异常 → 整理、记录 → 及时上报

4. 根据老年人心理及情绪变化采取应对方法操作流程。

评估 → 准备 → 应对情绪变化 → 整理、记录

一、应对岗位工作压力

技能操作

岗位工作压力应对

1. 操作流程

步骤 1：预设压力情景

在生活中，大部分人遭遇压力通常会感到猝不及防，这是因为没有“未雨绸缪”。如果在开始做一件事情之前，就预先设想好会遇到的一些压力和困难，以及自己可能会采取的应对方式，在压力来临时，就可以有效降低压力源引起的生理及心理反应。可以通过讨论、表演、想象等方式预设压力情景。

步骤 2：评价压力情景

对已经出现的压力情景进行再次评价，想一想，如果你站在其他人或事的角度去评价，这个压力是否有变化。人们之所以会产生压力，是因为遇到压力时，人们总会产生各种消极的想法。这些想法往往是过度夸大事实，以偏概全，绝对化。要静下心思考，此时的你是否有这些极端的念头，且对事件的意义要有重新认识。

步骤 3：改变消极念头

对生活中的消极念头要警醒敏感，及时发现并作出改变，避免深陷于消极想法里而不能自拔。

①坦然接受。压力情境下出现的各种情绪状态，如害怕、焦虑、愤怒等都是正常现象。要坦然接受自己的情绪状态，主动意识到这不是懦弱的表现，反而是机体的适应性表现。当坦然接受自己的各种情绪状态时，压力会缓解。

②转移注意力。避免谈论压力或者将情绪隐藏起来都是一种压抑，反而会使压力增加。合理的方法是找到另一件事情或完成另一项任务，不要让自己无所事事，让自己充实起来。

③情绪宣泄。可以将自己的压力与亲密的人进行交谈或者写在日记本上和自己对话，这都是非常重要的宣泄方法。通过对话的宣泄方式，可以将内心的消极情绪释放出来，也可以厘清自己的压力源（如图 2-3-10 至图 2-3-11 所示）。

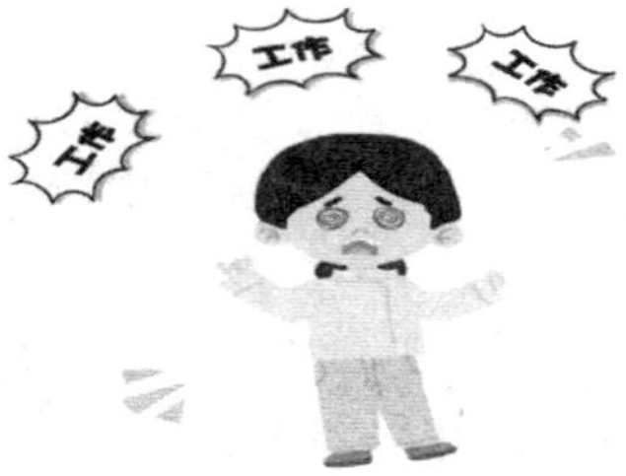

图 2-3-10　养老护理员的工作压力

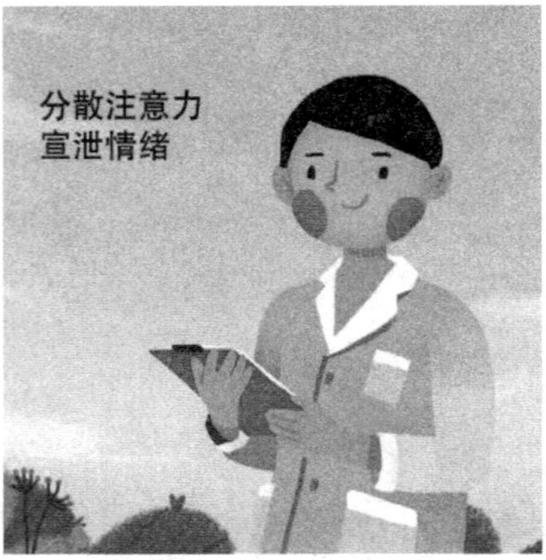

图 2-3-11　改变消极念头

2. 照护风险防控

- 压力是难免的，积极关注自身，不要压抑自我，要学会倾诉。
- 对于压力过大导致的异常心理或行为，要及时就医并进行心理咨询。

二、指导老年人自我解压

技能操作

指导老年人自我解压

1. 操作流程

【案例】杜奶奶，女，78 岁，306 室 1 床，左侧偏瘫，高血压病史 5 年。每日服用降压药，最近因为行动不便，不能参加集体活动，因而产生了很大的心理压力。请养老护理员指导老年人自我解压。

步骤 1：评估

评估老年人的生命体征和意识情况，询问有无不适；了解老年人产生压力的原因，了解老年人的身心状态及生活习惯，评估老年人的情绪状态和配合程度。

步骤 2：准备

①环境准备：环境安静整洁，温湿度适宜，光线充足。

②养老护理员准备：着装整洁、洗净并温暖双手。

③老年人准备：取舒适体位。

④物品准备：记录单、笔。

步骤 3：指导自我解压

可以采用呼吸训练的方法指导老年人自我解压。

①吸气。指导老年人用鼻子吸气，吸气的速度要慢。指导老年人将注意力放在胸部或头部，自然深呼吸 3~5 秒，不要让胸部感受到过度的扩张和收缩，也不要使肩膀有上下动作的幅度。引导老年人想象一下此刻身体很轻盈，有一种缓缓向上浮动或漂浮的感觉。

②屏住呼吸。完成深呼吸后，屏住呼吸 2~3 秒。

③呼气。不要用鼻子呼吸，此时用嘴巴轻轻呼出些许空气（不要一口气全部呼出），使呼气时间持续 1 秒左右，并发出轻柔的“嘘”的声音。发出“嘘”声后，不要吸气，1~2 秒后再进行第二次呼气；同样，不要吸气，1~2 秒后再进行第三次呼气；接着，还是不要吸气，1~2 秒后，进行第四次呼气，缓慢释放肺部所剩余的空气，并拉长发出“嘘”的声音。不要把肺部所有空气全部呼出，避免被迫吸气。

④重复。经过几个周期练习后，可以延长呼吸之间的间隔，并重复前三个步骤，连续重复 4~6 次，这将需要一两分钟（如图 2-3-12 至图 2-3-13 所示）。

步骤 4：整理、记录

整理用物，放回原处。洁净双手，记录老年人产生压力的原因以及自我解压的效果。

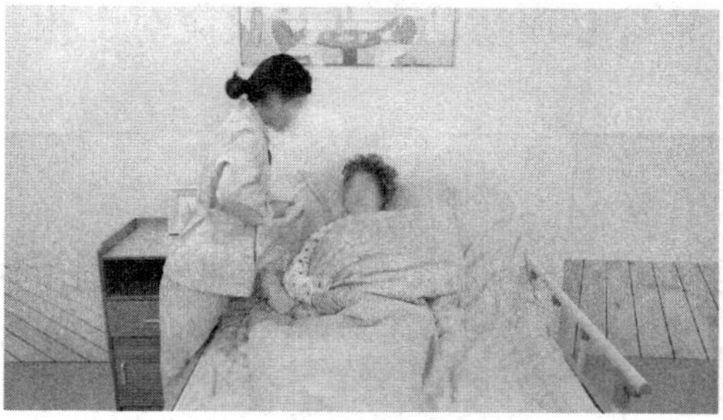

图 2-3-12　呼吸训练——吸气

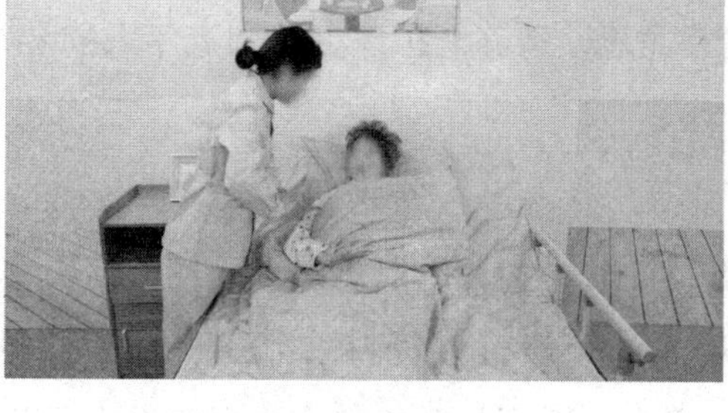

图 2-3-13　呼吸训练——呼气

照护记录单

房间号/床：306 室/1 床　姓名：杜××　性别：女　年龄：78 岁

日期	时间	照护内容	签名
2022 年 5 月 3 日	16：00	杜奶奶由于不能下床参加集体活动产生了较大心理压力，指导杜奶奶自我解压后，她恢复了平和的心境	林×

2. 照护风险防控

- 留心观察老年人的反应，如老年人有情绪激动、身体不适的状况，做好应急救治准备。
- 鼓励老年人多使用呼吸训练，缓解压力。
- 真诚并积极关注老年人，与老年人建立平等的信任关系。
- 在心理辅导过程中，注意观察老年人的各方面反应。
- 关注老年人的心理特征和行为表现。

三、识别老年人异常心理活动，并及时应对上报

技能操作

识别老年人的异常心理活动，并及时应对上报流程

1. 操作流程

【案例】杜奶奶，女，78 岁，306 室 1 床，左侧偏瘫，高血压病史 5 年，每日服用降压药。最近因为行动不便，不能参加集体活动，因而产生了很大的心理压力，不停地唉声叹气，说活着没意思。请养老护理员识别老年人的异常心理活动，并及时应对上报。

步骤 1：沟通

①告知老年人心理辅导的内容，以取得配合。

②了解并记录老年人的一般背景资料（姓名，性别，年龄，民族，曾经的职业、职务、职称，文化程度，婚姻状况，家庭主要联系人及联系方式等）。

步骤 2：准备

①养老护理员准备：着装整洁，洁净双手。

②老年人准备：老年人取舒适体位。

③环境准备：保证充足的时间，提供安静舒适、通风良好、光线充足的环境，营造轻松活跃的氛围。确保双方都能清楚看到对方的面部，并保持适当位置。

④用物准备：记录单、心理评估量表、笔等（如图 2-3-14 所示）。

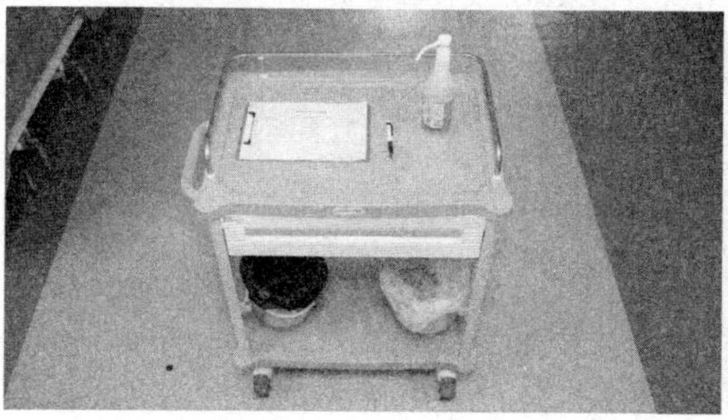

图 2-3-14　用物准备

步骤 3：评估

了解老年人的精神、意识、情绪状况，了解老年人的身心状态及生活习惯，评估老年人在心理辅导中的配合程度。

步骤 4：识别异常

①记录老年人在心理辅导时的特征，如衣着、表情、语言、行为动作等。

②观察老年人当前的主要心理异常表现（种类、程度、频率、发生时间和起因等）。

③询问老年人的家庭关系、人际关系、个人社会经历、社会支持系统。

④了解老年人的情绪、个性特征、兴趣爱好、自我认知评价和常用的应对方式。

⑤查阅和询问老年人的既往病史、家族史。

⑥选择合适的测量工具进行心理测评，记录心理测评结果（如表 2-3-1 所示）。

表 2-3-1　简版老年抑郁量表（GDS-15）

姓名：	性别：	年龄：
编号：	文化程度：	主试者：

选择最切合您一周以来的感受的答案，在每题后 [　　] 内答“是”或“否”。

1. 您对生活基本上满意吗	[　　]
2. 您是否放弃了许多活动和兴趣爱好	[　　]

3. 您是否觉得生活空虚 [ ]

4. 您是否常感到厌倦 [ ]

5. 您是否大部分时间感觉精神好 [ ]

6. 您是否害怕会有不幸的事落到您头上 [ ]

7. 您是否大部分时间感到快乐 [ ]

8. 您是否常感到有无助的感觉 [ ]

9. 您是否愿意待在房间里而不愿去做些新鲜事 [ ]

10. 您是否觉得记忆力比大多数人差 [ ]

11. 您是否认为现在活着很惬意 [ ]

12. 您是否觉得像现在这样活着毫无意义 [ ]

13. 您是否觉得你的处境没有帮助 [ ]

14. 您是否觉得大多数人处境比您好 [ ]

15. 您集中精力有困难吗 [ ]

计分说明：量表共 15 个条目，每一句话代表一个条目，要求受试者回答“是”或“否”。1、5、7、11 答“否”者计 1 分，其他题答“是”者计 1 分。最高分为 15 分，分数越高，表示抑郁症状越明显。

步骤 5：整理、记录

整理用品，记录老年人认知、情绪、行为表现等情况并做好交接。

步骤 6：及时上报

了解老年人的心理和精神状况后，如发现异常，应与老年人沟通，并及时上报；告知老年人家属，必要时将老年人转介到相关的医疗机构。

照护记录单

房间号/床：306 室/1 床　姓名：杜××　性别：女　年龄：78 岁

日期	时间	照护内容	签名
2022 年 5 月 6 日	15：00	通过观察和交谈，了解到杜奶奶由于不能下床参加集体活动而产生了较大的心理压力，进而导致情绪低落，已上报给心理咨询师	林×

2. 照护风险防控

- 真诚并积极关注老年人，与老年人建立平等的信任关系。
- 在心理辅导过程中，注意观察老年人的各方面反应。
- 根据老年人的心理特征和行为表现，选择合适的心理测量工具。

四、老年人心理、情绪变化的应对方法

技能操作

根据老年人心理及情绪变化采取应对方法

1. 操作流程

【案例】杜××，女，78 岁，306 室 1 床，左侧偏瘫，高血压病史 5 年，每日服用降压药。最近因为行动不便，不能参加集体活动而产生了很大的心理压力，不停地唉声叹气。请养老护理员根据老年人的心理及情绪变化采取应对方法。

步骤 1：评估

评估老年人的生命体征和意识情况，询问有无不适；了解老年人的身心状态和生活习惯，评估老年人的情绪状况和配合程度。

步骤 2：准备

①养老护理员准备：着装整洁，洁净双手。

②老年人准备：老年人排尿、排便完毕，取舒适体位。

③环境准备：环境安静整洁，温湿度适宜，光线充足。

④用物准备：记录单、笔、音箱（如图 2-3-15 所示）。

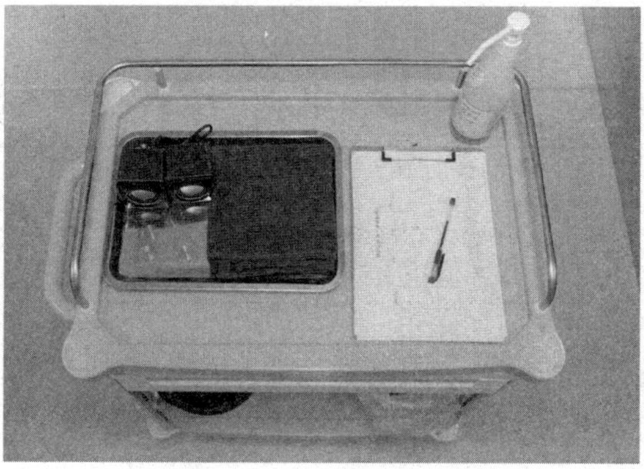

图 2-3-15　用物准备

步骤 3：应对情绪变化

以音乐放松疗法为例，方法如下。

①让老年人坐在椅子上或摇高床头，取舒适体位。

②根据老年人评估时的情绪状况选择适合的音乐，并将音乐声量调到适宜。忧郁时，可选用欢快、自然、舒缓的音乐，如《空山鸟语》《彩云追月》《花伞舞曲》，莫扎特的《第 40 号交响乐》等；急躁时，可选用宁静、缓解压力的音乐，如琴曲《梅花三弄》《流水》，海顿的组曲《焰火音乐》，二胡曲《空山鸟语》《云水禅心》等；紧张恐惧时，可选用轻柔、舒缓的音乐，如班德瑞《雨的印记》《寂静的山林》《卡布里的月光》等，指导老年人配合音乐做呼吸训练（如图2-3-16所示）。

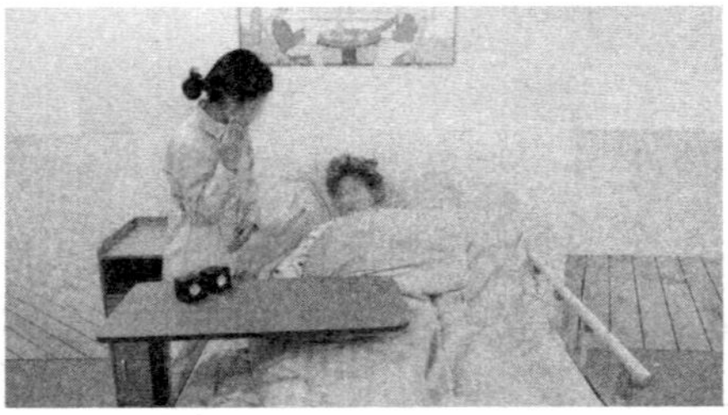

图 2-3-16　音乐放松

③与老年人沟通放松后的情绪和感受。

步骤 4：整理、记录

①整理用品。

②记录老年人认知、情绪、行为、语言、表现等情况，并做好交接。

照护记录单

房间号/床：306 室/1 床 姓名：杜××　性别：女　年龄：78 岁

日期	时间	照护内容	签名
2022 年 5 月 8 日	15：00	杜奶奶心理压力较大，情绪低落，进行音乐放松训练后其压力得到缓解	林×

2. 照护风险防控

● 留心观察老年人的反应，如老年人有情绪激动、身体不适的状况，做好应急救治准备。

第四章　培训指导

第一节　理论培训

学习要点

1. 对老年人和家属进行照护知识培训。
2. 对四级/中级工、五级/初级工级别人员进行照护知识培训。

操作流程

制订培训计划 → 准备 → 实施培训 → 评价培训效果 → 整理、记录

一、对老年人和家属进行照护知识培训

技能操作

对老年人和家属等非专业照护者进行教学的组织与实施

【案例】董奶奶，女，75岁，住在某小区5号楼301室，左侧偏瘫，高血压病史5年。请养老护理员对老年人和家属进行照护知识（义齿的一般养护知识）培训。

1. 操作流程

步骤1：制订培训计划

根据培训内容，制订培训计划，包括需要的时间、知识点的学时分配、课堂活动的形式等。

步骤2：准备

①养老护理员准备：着装整洁，洁净双手。了解培训对象的基本情况和知识储

备，确认已做好培训内容的相关准备。

②老年人和家属准备：体位舒适，已了解培训内容。

③环境准备：空间充足，光线明亮，环境整洁，温湿度适宜，通风良好。

④用物准备：记录单、笔、根据培训内容准备的教具和耗材设备。

步骤 3：实施培训

根据培训计划进行培训，过程中注意观察，遇到难点和重点时宜反复强调，并通过互动随时反馈给培训对象其对知识和技能的掌握情况（如图 2-4-1 所示）。

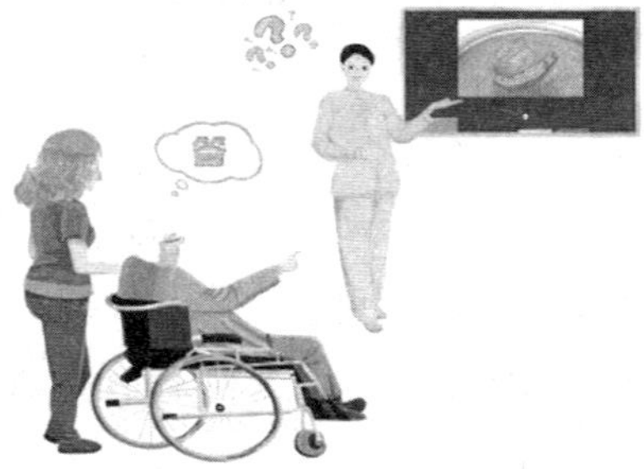

图 2-4-1　对老年人和家属进行照护知识培训

步骤 4：评价培训效果

通过课堂提问、问卷等形式评价老年人和家属的照护知识掌握情况并及时鼓励。

步骤 5：整理、记录

整理用物，放回原处。洁净双手，记录课堂情况以及老年人和家属对知识和技能的掌握情况。

照护记录单

住址：某小区 5 号楼 301 室　姓名：董××　性别：女　年龄：75 岁

日期	时间	照护内容	签名
2022 年 3 月 1 日	15：00	对董奶奶和家属进行义齿的一般养护知识的培训，董奶奶和家属基本掌握	李×

2. 照护风险防控

- 培训内容、教学形式和难易程度应符合老年人和家属的文化水平和理解程度。

• 培训过程中注意观察老年人和家属的表情，如果有注意力不集中的情况应及时提醒；如果发现他们有皱眉等动作，应及时询问是否能听懂，根据情况对重难点再次进行讲解并适时提问。

二、对四级/中级工、五级/初级工级别人员进行照护知识培训

技能操作

照护知识培训的组织与实施

1. 操作流程

步骤 1：制订培训计划

根据培训内容，制订培训计划，包括需要的时间、知识点的学时分配，课堂活动的形式等。

步骤 2：准备

①高级养老护理员准备：着装整洁，洁净双手。了解培训对象的基本情况和知识储备，确认已做好培训内容的相关准备。

②四级/中级工、五级/初级工级别人员准备：已提前预习，了解培训计划和内容。

③环境准备：空间充足，光线明亮，环境整洁，温湿度适宜，通风良好。

④用物准备：记录单、笔、根据培训内容准备的教具和耗材设备。

步骤 3：实施培训

根据培训计划进行培训，过程中注意观察，遇到难点和重点时宜反复强调，并通过互动随时反馈给培训对象其对知识和技能的掌握情况（如图 2-4-2 所示）。

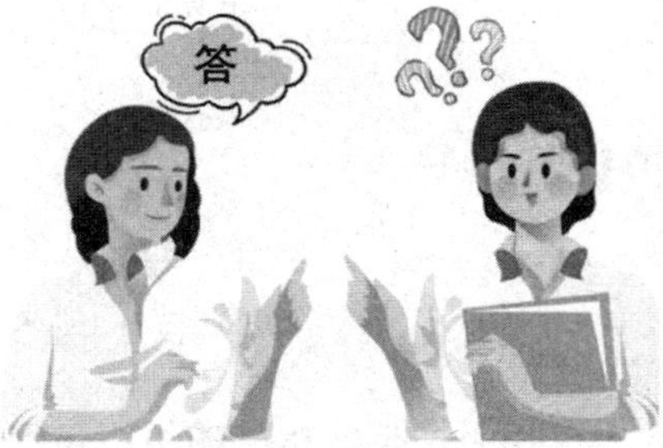

图 2-4-2 对四级/中级工、五级/初级工级别人员进行照护知识培训

步骤 4：评价培训效果

通过课堂提问、问卷、测验、考试等形式评价四级/中级工、五级/初级工级别人员对知识和技能的掌握情况并及时鼓励。

步骤 5：整理、记录

整理用物，放回原处。洁净双手，记录课堂情况以及学员对知识和技能的掌握情况。

2. 照护风险防控

- 培训内容要严谨，严格按照养老护理员职业技能标准设置培训内容。
- 教学形式应多样化，增加趣味性。
- 培训过程中注意观察学员的表情，如果有注意力不集中的情况应及时提醒；如果发现他们有皱眉等动作，应及时询问是否能听懂，根据情况对重难点再次进行讲解并适时提问。

第二节　技术指导

学习要点

1. 传授老年人自我照护方法。
2. 对家属等非专业照护人员进行照护技能指导。
3. 对四级/中级工、五级/初级工级别人员进行照护技能指导。

操作流程

准备 ➡ 操作示范 ➡ 技能训练 ➡ 效果评价 ➡ 整理、记录

一、老年人自我照护技能指导

技能操作

老年人自我照护技能指导的组织与实施

【案例】董奶奶，女，75 岁，住在某小区 5 号楼 301 室，高血压病史 5 年。请养老护理员对老年人传授自我照护方法（清洗义齿）。

1. **操作流程**

步骤 1：准备

①养老护理员准备：着装整洁，洁净双手。了解培训对象的基本情况和知识储备，已做好培训内容的相关准备。

②老年人准备：体位舒适，已了解培训内容。

③环境准备：空间充足，光线明亮，环境整洁，温湿度适宜，通风良好。

④用物准备：记录单、笔、根据培训内容准备的教具和耗材设备。

步骤 2：操作示范

养老护理员严格按照养老护理员职业技能标准的要求进行正确的操作示范（如图 2-4-3 所示）。

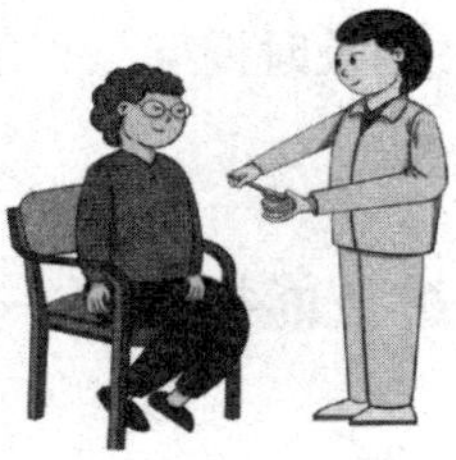

图 2-4-3　养老护理员示范清洗义齿

步骤 3：技能训练

指导老年人进行技能训练，过程中注意观察，遇到难点和重点，反复强调，并通过互动随时反馈培训对象的掌握情况（如图 2-4-4 所示）。

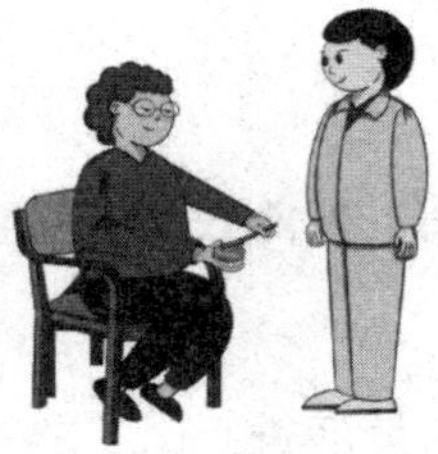

图 2-4-4　指导老年人清洗义齿

步骤 4：效果评价

通过实操考核等形式评价老年人的掌握情况并及时鼓励。

步骤 5：整理、记录

整理用物，放回原处。洁净双手，记录课堂情况以及老年人对技能的掌握情况。

照护记录单

住址：某小区 5 号楼 301 室　姓名：董××　性别：女　年龄：75 岁

日期	时间	照护内容	签名
2022 年 3 月 15 日	15：30	对董奶奶传授清洗义齿的技能，董奶奶基本掌握	李×

2. 照护风险防控

● 培训内容、教学形式和难易程度应符合老年人的文化水平和理解程度。

● 培训过程中注意观察老年人的表情，如果有注意力不集中的情况应及时提醒；如果发现他们有皱眉等动作，应及时询问是否能听懂，根据情况对重难点再次进行演示并请老年人跟练。

二、家属等非专业人员照护技能指导

技能操作

家属等非专业人员照护技能指导的组织与实施

【案例】董奶奶，女，75 岁，住在某小区 5 号楼 301 室，左侧偏瘫，高血压病史 5 年。请养老护理员对家属等非专业照护人员进行照护技能指导（用电子血压计测量血压）。

1. 操作流程

步骤 1：准备

①养老护理员准备：着装整洁，洁净双手。了解培训对象的基本情况和知识储备，已做好培训内容的相关准备。

②老年人家属等非专业照护人员准备：已了解培训内容。

③环境准备：空间充足，光线明亮，环境整洁，温湿度适宜，通风良好。

④用物准备：记录单、笔、根据培训内容准备教具和耗材设备。

步骤 2：操作示范

养老护理员严格按照养老护理员职业技能标准的要求进行正确的操作示范（如图 2-4-5 所示）。

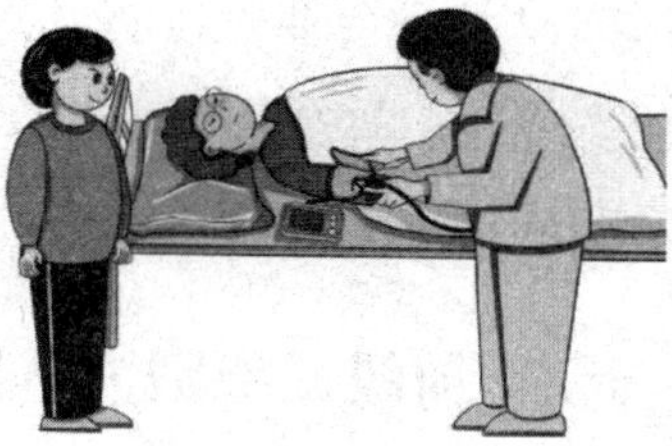

图 2-4-5　养老护理员示范使用电子血压计测血压

步骤 3：技能训练

指导老年人家属等非专业照护人员进行技能训练，过程中注意观察，遇到难点和重点，反复强调，并通过互动随时反馈培训对象的掌握情况（如图 2-4-6 所示）。

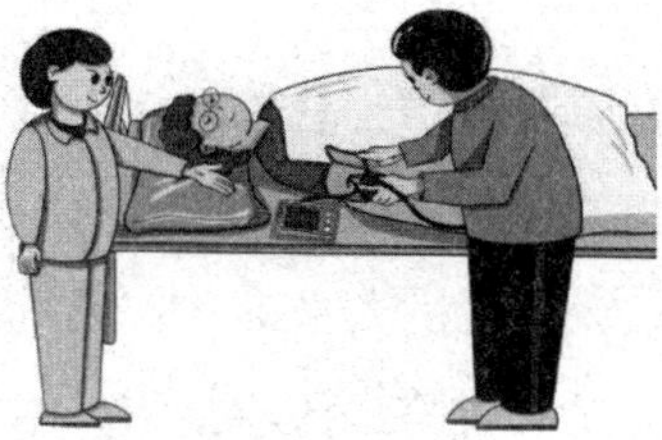

图 2-4-6　养老护理员指导家属使用电子血压计测血压

步骤 4：效果评价

通过实操考核等形式评价老年人家属等非专业照护人员的掌握情况并及时鼓励。

步骤 5：整理、记录

整理用物，放回原处。洁净双手，记录课堂情况以及老年人家属等非专业照护人员对技能的掌握情况。

照护记录单

住址：某小区 5 号楼 301 室　姓名：董××　性别：女　年龄：75 岁

日期	时间	照护内容	签名
2022 年 3 月 27 日	16：00	指导董奶奶的女儿使用电子血压计测血压，已基本掌握	李×

2. 照护风险防控

- 培训内容、教学形式和难易程度应符合老年人家属等非专业照护人员的文化水平和理解程度。

● 培训过程中注意观察老年人家属等非专业照护人员的表情，如果有注意力不集中的情况应及时提醒；如果发现他们有皱眉等动作，应及时询问是否能听懂，根据情况对重难点再次进行演示并请其跟练。

三、对四级/中级工、五级/初级工级别人员进行照护技能指导

技能操作

对四级/中级工、五级/初级工级别人员照护技能予以指导的组织与实施

1. 操作流程

步骤1：准备

①高级养老护理员准备：着装整洁，洁净双手。了解培训对象的基本情况和知识储备，已做好培训内容的相关准备。

②四级/中级工、五级/初级工级别人员准备：已了解培训内容。

③环境准备：空间充足，光线明亮，环境整洁，温湿度适宜，通风良好。

④用物准备：记录单、笔、根据培训内容准备的教具和耗材设备。

步骤2：操作示范

高级养老护理员严格按照养老护理员职业技能标准的要求进行正确的操作示范（如图2-4-7所示）。

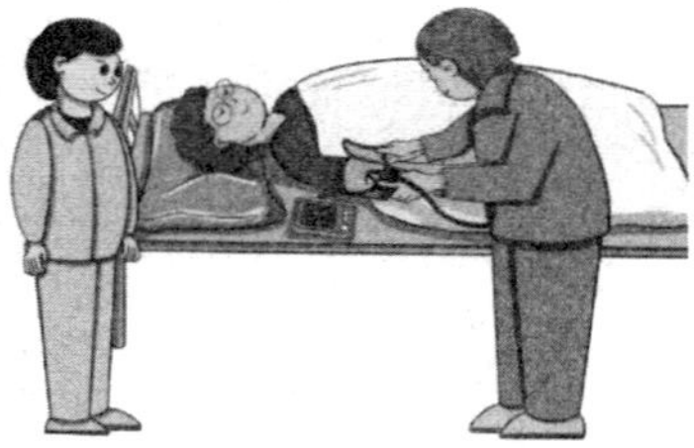

图2-4-7　高级养老护理员示范使用电子血压计测血压

步骤3：技能训练

指导四级/中级工、五级/初级工级别人员进行技能训练，过程中注意观察，遇到难点和重点，反复强调，并通过互动随时反馈培训对象的掌握情况。如图2-4-8所示。

步骤4：效果评价

通过实操考核等形式评价四级/中级工、五级/初级工级别人员的掌握情况并及

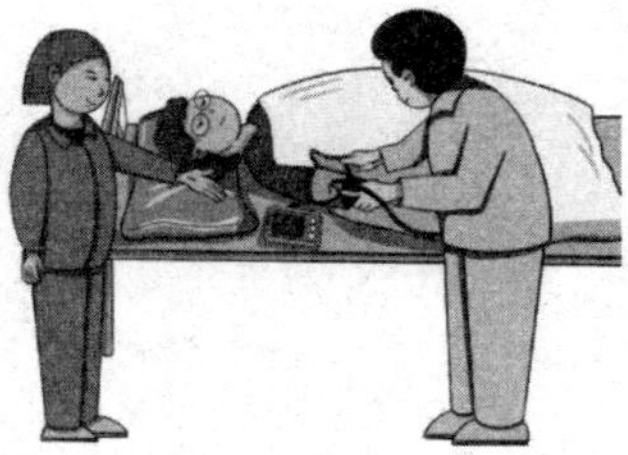

图 2-4-8　高级养老护理员指导中级、初级养老护理员使用电子血压计测血压

时鼓励。

步骤 5：整理、记录

整理用物，放回原处。洁净双手，记录课堂情况以及四级/中级工、五级/初级工级别人员对技能的掌握情况。

2. 照护风险防控

- 培训内容、教学形式和难易程度应符合四级/中级工、五级/初级工级别人员的文化水平和理解程度。
- 培训过程中注意观察四级/中级工、五级/初级工级别人员的表情，如果有注意力不集中的情况应及时提醒；如果发现他们有皱眉等动作，应及时询问是否能听懂，根据情况对重难点再次进行演示并请其跟练。